「なぜ？」から学ぶ

保健・福祉・健康・感染対策

忙しい人の
ための

公衆
衛生

平井康仁

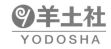

本書中の「例題」は，厚生労働省ホームページに掲載
されている医師国家試験および看護師国家試験，保健
師国家試験の過去問をもとに作成しています．

はじめに

　これまで公衆衛生の重要性やおもしろさを解説した多くの本が出版されてきています．しかし，私にはこれらの本が学生の皆さんには難しすぎるように感じています．少なくとも，学生時代の初学者のころの私には，たいへん難解でした．

　そこでこの本では，公衆衛生のエッセンス，特に重要でおもしろい部分を抽出して，公衆衛生全体を一からわかりやすく解説しました．『The 公衆衛生』という感じの成書に手を伸ばす前に，ぜひ一度この本を手にとってみてください．2時間程度で読めるように全体をまとめました．本書を読んで，公衆衛生の背景や概略をつかむことができれば，これからの公衆衛生の学習における理解がぐっと深まるはずです．

　本書では公衆衛生全体を理解するために，「序章」を含め全7章を用意しました．「序章」では，公衆衛生を学ぶうえで最も重要である医学と行政の関係について学びます．これを理解することで，現在も行われている新型コロナウイルス感染症対策を深く理解することができるようになります．「第1章」から「第4章」は国全体が健康であるために必要な対策について学びます．「第1章」では，そもそも健康とは何か，について学び，行政が定めた健康の目標について学びます．「第2章」では，国全体が健康であるために，特に支援が必要である人たちは誰か，という視点で必要な対策について学びます．加えて，必要な対策を行政が行うことと根拠となる法律はどのような関係にあるの

か学びます.「第3章」は第2章の内容を各論として詳細に記載しました.「第4章」は第2章とは異なり,すべての国民を対象として健康を守る,という視点で必要な対策について学びます.「第5章」では国として合理的な意思決定を行うために最も重要となる衛生統計について学びます.「第6章」では,目の前で起こっている事象を正しく評価するための必須知識である研究・疫学について学びます.

今回,各章に実際の国家試験の例題をつけました.皆さんには,例題をただ解くのではなく,「この問題では,単に知識を問われているのではなく,このような背景的な知識が問われているのか」ということを考えていただきたいと思っています.

ぜひ多くの学生の皆さんが,本書を読んで,公衆衛生ってこういう学問なんだ,公衆衛生っておもしろい,そう思ってもらえると,うれしく思います.

2021年2月

平井康仁

忙しい人のための 公衆衛生

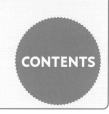

CONTENTS

第3章 それぞれの対象の健康をつくる活動

第**6**章 公衆衛生の研究手法

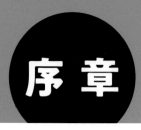

序 章

公衆衛生が重要な理由

皆さんの思い浮かべる公衆衛生といえばどんなもの
でしょうか．臨床には役立たない医学や看護の科
目，法律の勉強，計算問題，**なぜか国家試験でたく
さん出題される**，こういったものではないでしょうか．
この本を読んでいる多くの読者は，臨床に出る気
持ちで今勉強しているのだと思います．
それではなぜ，臨床とは無関係（？）
の公衆衛生を学ばなければならない
のでしょうか．
序章では，公衆衛生を学ぶことがど
んな役に立つのか，その重要性や考
え方を感覚として理解しましょう．

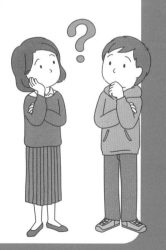

なぜ，臨床とは無関係（？）の公衆衛生を学ばなければならないのでしょうか．それは臨床と公衆衛生は補完しあう関係だからです．それがわかる例として，John Snow（図1）の井戸の話を参考にしてみましょう．

そして，これが理解できると，2020年現在，流行している新型コロナウイルス感染症の対策として，何がどのように行われているのかも徐々に理解できるようになっていきます．

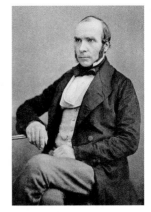

図1　John Snow

① John Snow の功績

19世紀半ば，イギリスで水溶性の下痢と嘔吐を主訴とする致死的疾患である"ある病気"が大流行しました．

その当時の医学では，その"ある病気"の原因が何であるかわからず，対症療法を行うことが医療の限界でした．しかしながらJohn Snowは，その疾患の患者の多くが特定の給水地区を利用していることを突き止め，飲料水中の何かが原因であると推定し，その水道の使用を中止させました．その結果，**"ある病気"の原因が何であるかわからなかったにもかかわらず，その後の大規模感染を防ぐことができた**のです．

その後の研究で，その"ある病気"の原因がコレラ菌であることと治療方法が判明しました．この例でいえば，医学的処置を施して患者を治すのが臨床，コレラにならないように予防・対策するのが公衆衛生といえるでしょう．

病気への対策には，臨床も公衆衛生も**どちらかが大事ではないのです．どちらも大事なのです．**そして，この両方が存在しない限り，国全体で病気を減らすことはできません．

👆 Point

- John Snow は病気の原因を突き止めることなく，患者に共通する要因を突き止めることで，有効な対策を発見し，疾患を予防することに成功した

---

② 公衆衛生局の英断

では，ここで考えてみてください．「**誰が**水道の使用を**中止させた**」のでしょうか．John Snow はいってみればただの1人の医師です．水道の使用を中止させる権限などもっていません．誰が最終的な判断をしたのかといえば，公衆衛生局が行ったのです．法律ふうな言い方をすれば「John Snow の助言により，公衆衛生局が決定した」となるのでしょう．ここで皆さんは「なんだ，やっぱり John Snow がやったんじゃないか」と思われるかもしれませんが，それは全く違います．決断をしたのは公衆衛生局で，最終的な責任は公衆衛生局がとることになります．極端な話をすれば，公衆衛生局は John

Snow の意見を無視し，水道の使用を**中止させない**権限ももっていたわけです．みる立場が異なれば，当時の公衆衛生局長こそが，「薄氷の上にたいへんな英断をしたんだ」と評価されるのでしょう．誤解を恐れず，大胆な言い方をしてしまえば，水道源を止めた結果，「感染症が収まらないどころか脱水症の患者が増えた」となれば当時の公衆衛生局長はクビになるか，左遷させられるか，いずれにしても責任をとらされたことでしょう．そのようなリスクを負ってまで公衆衛生局はその判断をした，ということは大英断であったといえます．

👆**Point** ━━━━━━━━━━━━━━━━━━━━━━━━━
- イギリスにおけるコレラの予防には John Snow だけではなく，公衆衛生局の勇気ある決断も不可欠であった

---

③ 医学と行政の連携

　何が言いたいんだ，と思うかもしれません．ここで私が言いたいのは，「<u>地域や国において何らかの施策を行っているとき，その責任の主体のほとんどは行政である</u>」ということです．

　行政とは，その昔「社会」で学んだ，司法・立法・行政の1つですね．

　どのようなものが行政にあたるかといえば，具体的には**国や都道府県，内閣総理大臣や知事，厚生労働省などの省庁，**

また保健所などが行政にあてはまります.

　ここで,「責任の主体」について具体的な例で考えてみましょう. 例えば, 2020年の新型コロナウイルス感染症のように未知の感染症が海外で猛威を振るった際に,「飛行機や船の往来を一切禁止すれば国内に感染が広がることはない」と医学的な内容について助言するのは医師や専門家の責務です (図2). では, 最終的に飛行機や船の往来を一切禁止するとなった際に, 誰が決定して, 誰が責任をもつのかといえば, それは決して医師ではなく, 行政の長たる内閣総理大臣が責任をもつことになります. 最終決定権をもつ人が最後は責任をとることになるのです.

　つまり, **公衆衛生を学ぶということは, 医学・公衆衛生学を背景とした行政のあり方を学ぶ**ということにも近いのです.

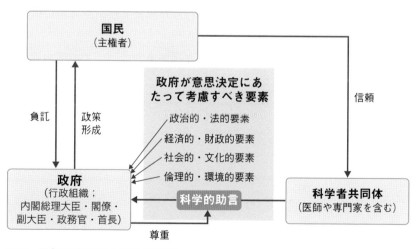

図2　医師や専門家と行政の連携
文献1をもとに作成.

そして，その行政というのが，どのように機能しているのか，**何を根拠に**機能しているかを学ぶことがたいへん重要なのです．

　この点については**第2章**で詳しく述べていきますが，公衆衛生に関連したさまざまなサービスは，「**行政がよかれと思ってやっているものではない**」，ということです．ここがよく勘違いされるところです．「母子保健はやったほうがいいよね」と思って都道府県や市区町村がやっているわけではありません．そこには**明確な根拠**があって実施しています．逆の言い方をすれば，明確な根拠がないことを行政が推し進めることは非常に難しいのです．**第2章**を読んでいただければ，国家試験によく出る「関連する法律は何か？」という問題の意味もわかってくると思います．

Point

- 公衆衛生においては行政が果たす役割が非常に大きい
- そして，行政の果たすべき役割について明確な根拠がある

④ 新型コロナウイルス感染症の対策とその根拠

1) 専門家会議と対策本部

　では，2020年現在大流行している新型コロナウイルス感染症の対策を例にとって考えてみましょう．一体，日本ではどのように対策がとられているのでしょうか．

　John Snowの例と同じように考えてみましょう．当時の対策としては，John Snowが公衆衛生局に助言したのでしたね．ということは今，「誰か専門家」が「どこかの行政組織」に助言していると考えるのが自然でしょう．それぞれ何なのでしょうか．

　まず「誰か専門家」とは誰でしょうか．皆さんは新聞やニュースで「新型コロナウイルス感染症対策専門家会議（**専門家会議**）」という言葉を聞いたことがあるかと思います．これが，新型コロナ対策におけるJohn Snowです（図3）．座長は国立感染症研究所所長で，構成員らも含めて専門家集団によって構成されています．

　次に「どこかの行政組織」とは何なのでしょうか．これは

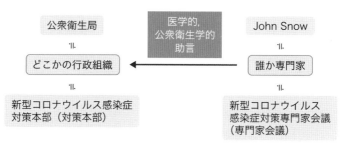

図3　行政と専門家の関係

「新型コロナウイルス感染症対策本部（**対策本部**）」にあたります．これが新型コロナ対策における公衆衛生局です．対策本部の本部長は内閣総理大臣で，副本部長・本部員は内閣官房長官，厚生労働大臣，その他国務大臣などで構成されています．

すなわち，専門家集団である専門家会議が，行政組織に該当する対策本部に対して医学的，公衆衛生学的助言を行っている構図がわかりますね．

2）法律的根拠

さて，もう1つ重要なことがあります．「新型コロナウイルス感染症対策本部」を**設置した根拠**です．前述で「行政はよかれと思って何かをするわけではない」ことを説明しました．つまり，「新型コロナウイルス感染症対策本部」も**よかれと思って根拠なく設置すること**はしません．では設置根拠は何なのでしょうか．

それは**新型インフルエンザ等対策特別措置法**です．名前からもわかる通り，これは**法律**ですね．この法律は，国民の大部分が免疫を獲得していないなどの理由により，全国に急速に広がりそうな感染症に対応するためのルールを決めたものです．すなわち，平成24年交付，平成25年に施行されたこの特別措置法（令和2年改正）を根拠として「新型コロナウイルス感染症対策本部」が設置されたわけです．

そして，対策本部の長に内閣総理大臣があてられていますが，これも同じように新型インフルエンザ等対策特別措置法

に根拠があります.

　では専門家会議が設置された根拠は何なのでしょうか.これは,新型コロナウイルス感染症の対策について医学的な検知から助言等を行うために,**対策本部の決定によって**設置されました.ではなぜそのように決定されたのでしょうか.それは例えば,**対策本部が基本的対処方針を定める際には専門家や学識経験者の意見を聴かなければならない**と新型インフルエンザ等対策特別措置法に定められているからです.

　その後の感染の拡大に伴い,緊急事態宣言が発出されましたが,これも新型インフルエンザ等対策特別措置法に定められていることです.

> **著者注** 法律のことが気になった方,第2章の「根拠となる法律とは?」を先に読んでみましょう.

　新型コロナウイルス感染症に対しては,PCR検査やワクチン,薬物治療ばかりがテレビを中心として取り上げられますが,日本で何が行われているのかを知るためには,このような(法的背景も含めた)構図があることを,専門家である私たちはまず理解しなければなりません.

　そして**一切の権限をもたない専門家集団**と**専門家の助言を必要とする行政組織**が存在する,この構図はよく出てきますからぜひ押さえておきましょう.

　私たち専門家の助言を受け,行政組織は責任者として適切な判断そして適切な指示を行うことが求められています.

Point

- 専門家会議 ≒ John Snow
- 対策本部 ≒ 公衆衛生局

⑤ 公衆衛生と経済のつながり

　さて，では専門家集団である専門家会議はどのような立場から発言することが求められているのでしょうか．

- 「公衆衛生学的な根拠」にもとづく発言か
- 「経済活動にも配慮」した取り組みについてか

　基本的な考え方としては，第一に「専門家の独立性を担保したうえで」「**公衆衛生学的に正しい意見**」を行政に助言することが大前提となります（図2）．「日本として」ではありません．「公衆衛生学的な観点から正しいこと」すなわち学問的な正しさの観点から助言するのです．最初から経済活動に配慮した取り組みについて考える必要はなく（もちろんそういう見地があってもよいのですが），まず専門家の見地から公衆衛生学的に正しく必要な対策を行政に助言することが求められます．新型コロナウイルス感染症対策においては，医療機関の受診方法やテレワークの推奨などの助言がなされたのは記憶に新しいことと思います．

　では，経済活動には配慮する必要はないのでしょうか．それは新型コロナウイルス感染症対策専門家会議が責任をもって考えることではなく，例えば経団連，同友会，日商などか

ら行われる提言などによって**行政が判断するべき**事柄になります.

　専門家集団がいろいろと配慮してしまった結果,公衆衛生学的な見地から必要な対策について助言できないことが最もあってはならないことです.行政は各方面からの助言や提言を踏まえて,徐々に経済活動とのバランスをみながら,一定の経済活動を行うに際しての必要な対策について,専門家集団に助言を求めることになります.その際に私たち専門家は経済活動にも配慮した適切な助言を行うことになります.新型コロナ対策でいえば例えば**「接触を8割減らす」**のようなところに表れてくるわけですね.

> **著者注** その後,「新型コロナウイルス感染症対策分科会」が新設されて,公衆衛生学的な視点だけでなく日本経済の観点も含めてバランスのとれた助言が行えるようになりました.

　大事なことなのでもう一度言いますが,**最終的に責任をもって周知するのは行政の責任**になっています.

 Point
- 専門家は公衆衛生学的に正しいことが求められている
- 各専門家・団体の意見が行政(責任者)に集約される

⑥ 新型コロナ対策にみる公衆衛生と臨床のつながり

　さて，ここまで国単位での新型コロナ対策について考えてきましたが，実際に治療を行っていたり検査をしているのはここではじめて解説する臨床の現場ですね．臨床の現場からの意見は考慮されないのかといえば，そんなことはありません．臨床現場の声を集めて日本医師会からも例えば「医療危機的状況宣言」が行われています．行政は，もちろんその点についてもきちんと検討したうえで，今後の対策を行っていく責任があります．

　意見を出す以外の活動として臨床の現場ではPCR検査を行って治療することだけを求められているのでしょうか．それは全く違います．臨床の現場においては，**感染症法**などを根拠として，新型コロナウイルス感染症と診断した際は，ただちに届出を行うことが求められます．この臨床の現場からの迅速な届出により，皆さんが毎日ニュースで見ている「速報；本日の新型コロナ患者発生数は○○件」という時宜にかなった情報が届けられているわけです（感染症については**第4章**で詳しく解説します）．

> **著者注** 感染症法とは，感染症の発生およびまん延を防止させるため，感染症発生の予防と感染症患者に対する医療について必要な措置を定めた法律です．この法律における感染症とは，一類感染症，二類感染症，三類感染症，四類感染症，五類感染症，新型インフルエンザ等感染症，指定感染症および新感染症のことを指しており，新型コロナウイルス感染症は指定感染症として定められています．

Point

- 臨床の現場においても公衆衛生学的な役割が求められる
- これらの役割にも明確な法的背景が存在する

⑦ 全数PCR検査はなぜ行われないのか

さて，連日各種報道などで「PCR検査が行われていない」ことが指摘され続けました．海外の一部地域では積極的にPCR検査が行われているというのに日本ではなぜ数が少なかったのでしょうか．

もちろんマンパワーや医療資源の不足があったことは事実ですが，検査数が少なかった理由はむしろそこにはありません．

これを理解するためには，**第6章**で解説している疫学の知識が必要になります．そのため，細かな説明は行いませんが，ここでは「適切なタイミングで行われない検査がいかに無駄であるか」を感覚で理解しましょう．

1) 感染の確率

さてここで検査の有用性について考えるにあたって，新型コロナウイルスのPCR検査が「感度90％，特異度99％で新型コロナウイルスに感染しているかどうかがわかる検査」であると仮定して話を進めていきましょう（実際にはもう少し精度は低いですが）．

著者注 感度・特異度の意味がわからなくてもこのまま先を読み進めてください．

わかりやすくするため，2人の人物に登場してもらいます．

1人目：70代男性

- 高血圧・糖尿病の既往があり，5日前から38℃台の発熱がある．最近息苦しくなってきたことを主訴として来院した．診察した医師はこの男性が新型コロナウイルスに感染している可能性を40％と考えた．
- PCR検査を行ったところ陽性であった．

2人目：20代女性

- 基礎疾患なく，発熱は認めない．昨日から倦怠感を認める．診察した医師はこの女性が新型コロナウイルスに感染している可能性を1％と考えた．
- PCR検査を行ったところ陽性であった．

　さて，この2人が新型コロナウイルスに感染している可能性は何％でしょうか？　まだ疫学をきちんと勉強していないと「検査陽性＝感染成立」と考えて，2人とも感染している確率100％と考えてしまいがちですが，それが全くの間違いです．

　詳しい説明は**第6章 公衆衛生の研究手法**の感度・特異度・検査前確率・検査後確率を解説しているところを読んでほしいのですが，計算結果だけここに乗せると

70代男性の感染確率：約98％

20代女性の感染確率：約48％

となります．48％というと高そうですが，「100人の陽性者がい
たら52人は間違って陽性と出る（偽陽性）」，ということです．

著者注 そして，もう1つの問題として「偽陰性」があります．実際には感染して
いたのに検査結果が陰性というもので，通常通り生活してしまい周囲に感
染を広めてしまうリスクがあります．

2) 公衆衛生学的な考え方

このように，「なんでもかんでも検査すればいい」「なんだ
かわからないけどとりあえず検査しよう」というのは，医学
に疎い人ならまだしも，医学に携わるものとして全く正しく
ない姿勢です．

著者注 そして，新型コロナウイルスに感染していないにもかかわらず，強制的に
入院させるようなことがあれば，それは著しい人権侵害にあたる可能性も
出てくるわけです（第4章のコラム「人権を制限すること」参照）．

このような疫学的な事実，そして日本は海外と比べてまだ爆
発的な感染を起こしていない（検査前に予想される感染確率が
先程の「20代女性」のように低い）ことから，全数PCR検査
を行うデメリットの方が大きかったため行われなかったのです．

と，ここまで読んでいただけるとわかると思うのですが，
新型コロナウイルス感染症に対する対策において何が行われ
ているのかということをきちんと理解するためには公衆衛生
全体の理解が不可欠だということです．本章で少し触れただ
けでも，第2章の根拠となる法律，第4章の感染症，第6章

の疫学，これらの知識がないと，真に正しい新型コロナウイルス感染症対策を理解することはできないのです．

> **著者注** 上記以外の章も当然関係しています．産業保健の現場における対策の考え方は第3章，患者数を毎日経時的に把握するメリットについては第5章の応用的な知識が必要です．

いきなり微に入り細に入り知識をつける必要はありませんが，まずは公衆衛生の全体像を理解することがいかに重要であるか感覚として理解しましょう．

Point
- 検査は重要である
- ただしそれは，適切な判断があったときに限る

⑧ 国としての健康のつくりかた

ここまで読んでいただいて，公衆衛生とは**国全体で健康をつくる取り組みである**，ということを理解してもらえたと思います．

では，国全体で健康をつくる取り組みとして，どのような物を思い浮かべますか．私は，授業をしていたときには

日本の王様になったとしましょう．
あなたが望んだことが，なんでもできます．
国民の健康を守るために
どのように組織や制度をつくればよいですか？

とたずねていました．公衆衛生の全体を概観する，というのはそのような姿勢そのものです．この本では，私の答えを根拠にして話を進めたいと思います．「違う！」と思う方もいるかもしれません．そのときにはぜひ私まで連絡をください．

著者注 連絡先は巻末のプロフィール参照．

私が思う国の健康のつくり方は以下の通りです．

王様による国民の健康の守りかた（案）

①すべての国民の健康の定義や目標を定める

②特に健康に気をつけるべき対象を定める

③健康をつくる専門の行政組織を定める

④その行政組織が何をするべきか定める

⑤これまでの施策がうまく回っているか定期的に
　振り返る

この流れに沿って勉強すれば，長い道のりに思える公衆衛生の勉強も，いつの間にか終わっていることでしょう．

それでは，次の章から1つずつみていきましょう．

文　献

1) 戦略提言「政策形成における科学と政府の役割及び責任に係る原則の確立に向けて」，https://www.jst.go.jp/crds/pdf/2011/SP/CRDS-FY2011-SP-09.pdf，科学技術振興機構研究開発戦略センター，2012

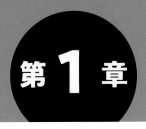

第1章

すべての国民の
健康の定義や目標

「健康とは何か」「国がめざす国民の健康のあり方とは」がテーマです.

非常に哲学的なテーマでもあります. 皆さん「健康とは何か?」と聞かれて健康を定義できますか?

「健康とは何か」「健康とは誰のためのものか」「健康になるための行動に対する決定権は誰が有しているのか」「健康か否か決めるのは誰か」「国は国民に対してどのようなことを期待しているのか」. 第1章では, このような問いを考えていくために必要となる基礎的知識を学びます.

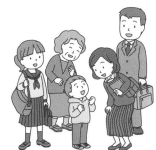

① 「健康とは何か」

　「そもそも健康とは何か」という問いですが，じつは**日本における健康の絶対的な定義はありません**．健康の定義で最も有名なものはWHO憲章の定義で「**健康とは，単に病気でない虚弱でないというのみならず，肉体的，精神的そして社会的に完全に良好な状態を指す**」というものです．これは世界的にたいへん有名な定義で，身体的な健康を重視してきた従来の考え方を一変させ，「自分が健康である」と思える主観的な健康も重視されるように変化したことが画期的でした．

　例えば"脳卒中で身体がうまく動かせなくなってしまった"というのは，これまでの医学では「リハビリで機能を回復させる」ことが目標になりそうですが，これからの医学では，その点だけが重要なのではなく，主観的な健康，すなわち「今の自分でも何ができて，何をしたいか」という患者本人の**生き方**も重視する，という概念に変わったのです．

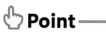
Point
- 主観的な健康が重要視されるようになった
- 健康か否かは，患者（国民）が決める時代になった

② 患者の生き方を重視する自己決定権

　この患者本人の生き方を重視する，というのがQOL（Quality of Life）や**自己決定権**にもつながります．

QOLとは，直訳すると「人生の質」となり，本人の生活の質をあらわすものです．ただ長生きすることを目標にするのではなく，QOLの向上，すなわち生活の質の向上も重要視しましょう，というのが近年の考え方です．今流行りの健康長寿とも近い概念といえますね．

このQOLの向上に関連して重要になってくるのが**自己決定権**です．少々極端な例を考えてみましょう．

> 手術をした場合あと5年生きられますが，歩くことが難しくなるかもしれません．手術をしなかった場合あと1年しか生きられませんが，元気に歩くことができます．

この場合，どちらを選ぶ方がよいのでしょうか．もしここで，「○○の方がいいに決まってるじゃないか」と思った方は注意した方がよいですね．どちらがよいか，というのは人によって違うからです．例えば，登山家の方であれば「絶対歩けないと嫌だ」と思うでしょう．将棋が好き，ということであれば「多少歩けなくてもよい」と思うかもしれません．なので，医療の側から「こちらの方がよいに決まってるでしょう」という姿勢をとらずに，自己決定権を重視するようにしましょう．

著者注 医師が，患者の意思を確認・尊重せずに，（患者の利益を最大化すべく）意思決定する姿勢を父権主義（パターナリズム）といいます．

 Point
- 健康には自己決定権が非常に重要

③ 健康の評価指標

1）ICF（国際生活機能分類）

　　ただこのように健康の概念が変化してくると，今度は客観的に健康を評価することが難しくなりました．そこで，客観的に健康を評価する際の指標として**ICF（国際生活機能分類）**というものが採択されました．ICFは，今の健康状態に対して，「どのような問題があるか」，というものを社会的な背景もふまえて評価する方法です．

　　例えば，生活機能を評価する際には，**機能障がい，活動制限，参加制約**の3つの点から健康を評価します（ICFでは他にも背景因子として，**環境因子**や**個人因子**を評価するように求めています）（図1）．

　　ここで，脳梗塞を起こしてしまった状況を考えましょう（図2）．従来の医学で評価していたのは，「脳梗塞に対しては，どのような治療が最も生命予後がよいか」でしたが，今は健康を自らが評価する時代ですから，「何に困っているか」も評価します．

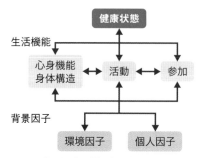

図1　**ICF（国際生活機能分類）** 文献1より引用．

機能障がい（疾病そのもの）
・脳梗塞

活動制限（ある動作・活動ができない）
・右半身麻痺による歩行障がい

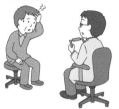 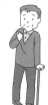

参加制約（社会参加ができない）
・会社のデスクが2階にあり出社できない

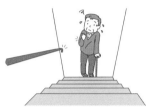

図2　脳梗塞患者とICF

　これまでの医学では，脳梗塞の治療，歩行障がいに対するリハビリなどを重点的に行ってきましたので，「歩けるようになったら出社できるよ」と解決策を提示することができました．しかし，これからの医療においては，患者が困っていることは，歩けないことそのものもそうですが，人によっては「デスクが2階にあるから出社できない」ことの場合もあり，それなら「会社に対して1階にデスクを移してもらえるよう配慮してもらう」方が本人の全人的健康にはじつは有用であったりするのです．

　このように健康は，もはや病院だけでつくることができる概念ではなくなり，社会も交えてつくられていく概念になったのです．

2）日本の健康の目標

　さて，それでは，日本という国は健康の目標をどのように

定めているのでしょうか．国の健康に目標なんてあるの？と思うかもしれませんが，じつはあるのです．例えば医師国家試験に関連するところを一部列挙するだけでも以下のようにあげられます．

2000年　健康日本21（第一次）策定
2003年　健康増進法施行
2004年　健康フロンティア戦略策定
2007年　新健康フロンティア戦略策定
2013年　健康日本21（第二次）策定

これらを根拠として，**日本という国が国全体として，どのような対策を打つべきか**，検討が進められています．

それぞれの取り組みの詳細については成書で学んでいただくことにして，次項では一例として，**国が「国民として望ましい食習慣」を定めた**，という点について学習しましょう．

本章においては，健康が，単に病気ではない，ということではなく，国全体で取り組むべき課題になったのだ，ということについて理解してください．

 Point
- 健康の評価は全人的なものとなった
- 具体的な指標にICF（国際生活機能分類）がある
- 機能障がい，活動制限，参加制約から健康を評価する

④ 具体例：国民として望ましい食習慣

　国は国民に対して，望ましい食習慣というものを示しています．

> **著者注** それが「**食事摂取基準**」という概念です．ちなみにこの食事摂取基準というのは，**健康増進法**を根拠として定められたものです．

　食事摂取基準は，国民の健康の維持・増進，生活習慣病の発症予防・重症化予防を目的として，望ましいエネルギーおよび栄養素の量の基準について示したものです．この基準はかなり詳細に定められているので専門家向けのデータであるといえます．

　以下のものに関する基準が具体的に示されています．

エネルギー：摂取カロリー

栄養素 　：タンパク質・炭水化物・脂質，栄養素バランス，ビタミン，ミネラル，電解質 など

　そしてその基準においては，①**欠乏**が心配されるものについては，ほとんどの人が1日の必要量を満たすと推定される1日の摂取量である**推奨量**などが定められ，②**過剰**が心配されるものについては，ほとんどの人が過剰摂取による健康障がいを起こすことのない最大限の量として**耐用上限量**などが定められました．

　さらにいえば，以下，5つの基準量が具体的に示されています．

- **推奨量**

  ほとんどの人が必要量を満たすと推定される1日の摂取量

- **推定平均必要量**

  50％の人が必要量を満たすと推定される1日の摂取量

- **目安量**

  推奨量と推定平均必要量について科学的根拠をもって定めることができない場合，良好な栄養状態を維持するのに十分として定めた量

- **耐用上限量**

  ほとんどの人が過剰摂取による健康障がいを起こすことのない最大限として定めた量

- **目標量**

  生活習慣病の一次予防のために，当面の目標とすべき摂取量

特に，ミネラルのなかでもナトリウム（食塩）の摂取については目標量が年々厳しくなってきており，現在のナトリウムの目標量は（食塩相当量において），男性7.5g未満/日，女性6.5g未満/日となっています（表）.

> **著者注** 食塩摂取量の目標値は年々厳しくなっているのですが，じつはWHOガイドラインにおける減塩目標はさらに厳しい5.0g未満/日です．とはいえ，あまりに現実離れした目標を設定してもよくないので，現在のところ，6.5〜7.5g/日という目標量になっています．

表　食事摂取基準の例（ナトリウムの食事摂取基準）

性別	男性			女性		
	ナトリウム〔(mg/日)，（ ）は食塩相当量（g/日）〕[*1]					
年齢等	推定平均必要量	目安量	目標量	推定平均必要量	目安量	目標量
0～5（月）	―	100 (0.3)	―	―	100 (0.3)	―
6～11（月）	―	600 (1.5)	―	―	600 (1.5)	―
1～2（歳）	―	―	(3.0未満)	―	―	(3.0未満)
3～5（歳）	―	―	(3.5未満)	―	―	(3.5未満)
6～7（歳）	―	―	(4.5未満)	―	―	(4.5未満)
8～9（歳）	―	―	(5.0未満)	―	―	(5.0未満)
10～11（歳）	―	―	(6.0未満)	―	―	(6.0未満)
12～14（歳）	―	―	(7.0未満)	―	―	(6.5未満)
15～17（歳）	―	―	(7.5未満)	―	―	(6.5未満)
18～29（歳）	600 (1.5)		(7.5未満)	600 (1.5)	―	(6.5未満)
30～49（歳）	600 (1.5)	―	(7.5未満)	600 (1.5)	―	(6.5未満)
50～64（歳）	600 (1.5)	―	(7.5未満)	600 (1.5)	―	(6.5未満)
65～74（歳）	600 (1.5)	―	(7.5未満)	600 (1.5)	―	(6.5未満)
75以上（歳）	600 (1.5)	―	(7.5未満)	600 (1.5)	―	(6.5未満)
妊婦				600 (1.5)	―	(6.5未満)
授乳婦				600 (1.5)	―	(6.5未満)

＊1 高血圧および慢性腎臓病（CKD）の重症化予防のための食塩相当量の量は，男女とも6.0 g/日未満とした.
文献2より引用.

一方，このような専門家向けの基準ではなく，一般の人に対するガイドラインとして**食生活指針**が定められています．食生活指針では，食事を楽しみましょう，食塩は控えめに，主食，主菜，副菜を基本に，食事のバランスを，といった内容が記載されています．

例　題　101C46（医師国家試験）

成人患者の自己決定権を尊重する理由はどれか．

ⓐ 医師法の応招義務のため

ⓑ 医事訴訟での責任回避のため

ⓒ 患者の説得には時間がかかるため

ⓓ ヘルシンキ宣言に規定があるため

ⓔ 患者の価値判断を最優先するため

正答：**ⓔ**

解説 本章で学んだ通り，今は患者の価値判断が非常に重要視される時代です．患者の価値判断による自己決定権を尊重し，医療者はパターナリズムに陥らないように注意する必要があります．

例 題 109H20（医師国家試験）

WHO憲章前文に述べられている健康の定義を示す.

Health is a state of complete physical, mental and（　　）well

– being and not merely the absence of disease or infirmity.

（　　）内に入るのはどれか.

ⓐ economical

ⓑ philosophical

ⓒ political

ⓓ social

ⓔ spiritual

正答：ⓓ

解説 WHOの健康の定義に関する問題は医師国家試験でたびたび出題されています. それだけ健康の定義というものを重要視している, ということでしょう. WHOは身体的, 精神的, 社会的に良好な状態のこととしています.

例 題 109B1（医師国家試験）

対麻痺患者の参加制約にあたるのはどれか.

ⓐ 抑うつ気分になる

ⓑ 仙骨部に褥瘡がある

ⓒ 1日4回自己導尿している

ⓓ 移動には電動車いすが必要である

ⓔ 3段の段差のあるカフェで会食できない

正答：ⓔ

解説 ICFには, 機能障がい, 活動制限, 参加制約という考え方があります. すなわち, ⓐやⓑはその人が抱えている疾病そのものである機能障がいです. ⓒはややこしい選択肢です. 対麻痺に関連して「自己導尿」という介入ないし治療を行っている状況をあらわしています.「排尿障がい」（機能障がい）に対する治療とみなせば「機能障がい」に該当しますが,「排尿という活動に対する制約」（活動制限）とみなすのであれば「活動制限」に該当します. いずれにしても「参加制約」には該当しません. そして, ⓓは対麻痺の結果としての「歩けない」「そのために電動車いすが必要である」という生活における活動制限です. ⓔはそれらを総合した結果, 社会的な活動である「カフェでの会食」に参加できないため, 参加制約を生じています.

例　題 **107回午後第6問（看護師国家試験）**

スピリチュアルな苦痛はどれか．

❶ 手術後の創部痛がある

❷ 社会的役割を遂行できない

❸ 治療の副作用に心配がある

❹ 人生の価値を見失い苦悩する

正答：❹

解説 苦痛には身体的苦痛や心理的苦痛などさまざまな苦痛があります．また健康も肉体的，社会的，社会的に良好な状態であると指摘されています．❶だけを取り除く医療者になってはなりません．

例　題　**106回午前第84問（看護師国家試験）**

国際生活機能分類＜ICF＞の構成要素はどれか．**2つ選べ.**

❶ 参加　　　　❹ 生活関連動作

❷ 休息　　　　❺ 心身機能・構造

❸ 社会的不利

正答：❶❺

解説 ICFは機能障がい，活動制限，参加制約，そして環境因子，個人因子から評価するものでした．間違えた人は図1を確認してみましょう．

文　献

1）「国際生活機能分類（ICF）国際障害分類改定版」〔世界保健機構（WHO）／著，障害者福祉研究会／編〕，中央法規出版，2002

2）「日本人の食事摂取基準（2020年版）」（「日本人の食事摂取基準」策定検討会），https://www.mhlw.go.jp/content/10904750/000586553.pdf，厚生労働省，2020

column

医師の責任

　患者の自己決定権が高まる，ということは医師の責任も変化してくる，ということです．パターナリスティック（父権主義的）な医療を行っていたときには，医師は最善の医療を提供することを目的として日々実践することが責務でした．しかし，自己決定権が高まった現代，医師は**最善の医療を提供**できることはもちろん，**医師としての倫理観**をもち，**患者の権利**を尊重する姿勢をより強くもつことが求められるようになりました．

　患者の権利を認めた有名な裁判に，「**エホバの証人輸血事件**」というものがあります．これは，患者が信仰上の理由から「輸血はなしで手術してほしい」という自己決定をしたことに対して，執刀医らが手術中に患者の生命の維持に輸血が必要であると判断し，輸血を実施した事件です（執刀医らの姿勢は今振り返ってみれば父権主義的だったともいえますね）．最高裁判所による判決が出た事件でしたが，**最終的には患者側が勝利しました**．患者の自己決定の重要性がわかる裁判です．

　そして，これら医師としての倫理観や患者の権利というのは新しい概念ではなく，古くから求められていました．例えば，医師の倫理についていえば，古くはヒポクラテスが定めた「Do No Harm」で有名な**ヒポクラテスの誓い**があります．以後世界医師会が**ジュネーブ宣言**を，米国と欧州の関係

学会・財団は**医師章典**を，日本医師会が医師の**職業倫理指針**を定めました．

　また，患者の権利については，世界医師会が**リスボン宣言**を，アメリカ病院協会が**患者の権利章典**を定めています．

　また，医療の進歩と患者の犠牲を天秤にかけたときに，近年は特に医療の進歩を犠牲にしても患者の犠牲は小さくしなくてはならない，ことが強く求められるようになっています（「医学ノ進歩二犠牲ハツキモノデース…」なんていうのは過去の話です．有名なものにタスキギー梅毒実験というものがあります．授業で出てくるはずですので，詳細について勉強しましょう）．

　患者の犠牲を小さくするためにも，**医学研究の倫理**がこれまでに多く定められています．特に有名なのは世界医師会が定めた**ヘルシンキ宣言**ですが，日本においても人を対象とする医学系研究に関する倫理指針，ヒトゲノム・遺伝子解析研究に関する倫理指針，遺伝子治療等臨床研究に関する指針などたくさんの法律や指針が定められています．

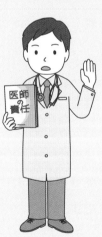

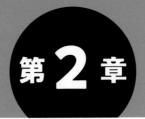

第2章

特に健康に
気をつけるべき対象と
その根拠法

さて，それでは「国全体の健康の水準を高める」という視点から公衆衛生を考えてみましょう．国全体の健康の水準を高めるためには2つの取り組みが必要です．

1つめが，「日々健康に気をつけることを強いられている人たちに対して対策を行う」ことです．本章ではどのような人たちが対象で，どんなしくみがあるのか，およびその根拠法を学びましょう（国全体の健康の水準を高めるための2つめの取り組みは第4章で学びます）．

① 健康に気をつけなくてはいけない人とは

　本章では，日々健康に気をつけることを強いられている人は誰か，という視点に立って議論を進めていきます．

　日々健康に特に気をつけることを強いられている人としては，**高齢者，妊産婦，新生児，障がい者**などが最初に想像できるでしょうか．皆さんがこれまで学んできた医学的な知識のなかで，高齢者や新生児は疾病や障がいのリスクが高く，妊産婦も出産前後に限らず生命リスクが常に存在していることはよくご存知でしょう．障がい者の方のなかには，定期的な通院を必要とする方もいらっしゃるでしょう．他には，**児童生徒，中高年者**ももう少し広い意味でいえば健康に気をつけるべきであるといえます．

　他にいないかといえば，**労働者**もあてはまります．労働者にはどのようなリスクがあるかといえば，近年話題となっている長時間労働による健康障がいなどがあげられます．また，労働者については，高齢者，妊産婦，新生児，障がい者，児童生徒，中高年者のように生物学的なリスクが大きい，という視点ばかりではなく，有害物質の使用や労働環境など社会的な活動における健康障がいというリスクもあるので，異なる軸での対策が求められているともいえます．

Point

- 特に健康に気をつけなくてはならないのは
  高齢者，妊産婦，新生児，障がい者，
  児童生徒，中高年者，労働者

そして，日本においては，これらの対象に対して国全体で取り組みが行われています（図1）．それらは，

- 高齢者保健
- 母子保健
- 障がい者支援
- 学校保健
- 成人保健
- 産業保健

として，制度やしくみが考えられています（これらの制度の詳細は第3章で紹介しています）．

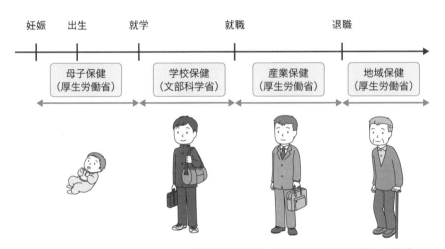

図1　人の一生と健康管理
文献1をもとに作成.

つまり，国全体として，**特に支援を必要としている人に対して取り組みが行われている**，ということなのです．また，それぞれに対して行われる施策には金銭給付や現物給付などの形がありますが，他にも行政によって建設された保健所などの"ハコモノ"とよばれる施設の形をとることもあります．そして，これらの活動は，くり返しになりますが，**行政が独自の視点で，よかれと思ってやっていることではない**ということです．

　それぞれの取り組みを具体的に勉強していく前に，次項では，よく国家試験にも出題される**「根拠法」とは何か**，について勉強していきましょう．

Point

- 国全体で健康になるための取り組みが行われている
- それらの活動には根拠となる法律が必ず存在する

② 根拠となる法律とは？

　国家試験にもよく出題される「根拠となる法律」とは一体何なのでしょう．まず，根拠法の雰囲気をつかむために次の例題をみてください．

例題　110G32（医師国家試験）

市町村保健センターについて正しいのはどれか．**2つ選べ**．

- ⓐ 住民の健康相談を行う
- ⓑ 設置根拠は地域保健法である
- ⓒ 医療法に基づく医療計画を策定する
- ⓓ センター長は医師でなければならない
- ⓔ 各市町村に設置することが義務付けられている

正答：ⓐⓑ

解説 ⓑが根拠法についての問題になっています．まず，根拠法というのは国家試験にも出題される，ということを必ず確認してください．市町村保健センターというのは「地域保健法」の「第四章」を根拠として設置されます．第四章の最初にはこのように記載があります．『市町村は，市町村保健センターを設置することができる．市町村保健センターは，住民に対し，健康相談，保健指導および健康診査その他地域保健に関し必要な事業を行うことを目的とする施設とする』．これを知っておけば，ⓐⓑⓔについて，ⓐ○，ⓑ○，ⓔ×というのがわかります．ⓒⓓについては，それぞれⓒ都道府県，ⓓ保健所について述べたもので間違いです．

　「設置根拠」という言葉が選択肢のなかに出てきました．日本には，保健所や衛生研究所などといった，国や都道府県あるいは市区町村が設置するさまざまな組織があります．そもそも，それらは**なぜ組織されている**のでしょう．各行政機関が横並びで住民サービスを向上させるために実施しましょうと知事会議で決めたものでしょうか．いえ，違います．それは**法律で決まっている**から設置されているのです．

　皆さんのなかには，法律なんてときには守らなくてもいいんだ，と思っている人もいるかもしれません（スピード違反や36協定を超える残業の話を聞いているとそう思ってもしかたないのかもしれませんが）．しかし，そんなことはありませ

ん．法律は必ず守られなければなりません．

　特に，<u>行政を司る機関</u>，すなわち，中央省庁や都道府県，市区町村などでは，<u>**絶対に守られなければなりません**</u>．法律で定められている組織は，必ず組織されなくてはなりませんし，法律でやらなくてはならないと定められたものは絶対にやらなくてはならないのです．その組織として例えば，保健所があり，衛生研究所があり，市町村保健センターなどが存在するわけです．

　公衆衛生を学ぶときには，「このことの根拠ってなんだろう？」つまり，「根拠法ってなんだろう？」　と考える癖をつけるようにしてください．**Evidence based 公衆衛生**ということです．

Point
- すべての行政の取り組みや組織には法的根拠がある
- Evidence based 公衆衛生

　例えば，前述の例題でいえば，市町村保健センター設置のための根拠法は「地域保健法」です．このとき，ただ，地域保健法と覚えると苦痛ですよね．法律を学ぶときは，とりあえず法律の**章立て**と**第一章（あるいは第一条）だけ**目を通すようにしましょう．例えば地域保健法の章立てと第一章は以下の通りです．また，本来法律に下線など引っ張られてはいないのですが，今回はどのようなところに着目すべきかわかりやすくするために下線を引きました．「第一章，第二章」な

どでは何を規定しているかがわかります.「第一条, 第二条」では最初と最後に着目することで, 法律の目的や, 誰に向けて何をするように言っているのかがわかるはずです.

地域保健法（章立て）

第一章　総則（第一条—第三条）

第二章　地域保健対策の推進に関する基本指針（第四条）

第三章　保健所（第五条—第十七条）

第四章　市町村保健センター（第十八条—第二十条）

第五章　地域保健対策に係る人材確保の支援に関する計画（第二十一条・第二十二条）

第一章

第一条　この法律は, 地域保健対策の推進に関する基本指針, 保健所の設置その他地域保健対策の推進に関し基本となる事項を定めることにより, 母子保健法（昭和四十年法律第百四十一号）その他の地域保健対策に関する法律による対策が地域において総合的に推進されることを確保し, もつて地域住民の健康の保持及び増進に寄与することを目的とする.

第二条　地域住民の健康の保持及び増進を目的として国及び地方公共団体が講ずる施策は, 我が国における急速な高齢化の進展, 保健医療を取り巻く環境の変化等に即応し, 地域における公衆衛生の向上及び増進を図るとともに, 地域住民の多様化し, かつ, 高度化する保健, 衛生, 生活環境等に関する需要に適確に対応す

ることができるように，地域の特性及び社会福祉等の関連施策との有機的な連携に配慮しつつ，総合的に推進されることを基本理念とする．

第三条　市町村（特別区を含む．以下同じ．）は，当該市町村が行う地域保健対策が円滑に実施できるように，必要な施設の整備，人材の確保及び資質の向上等に努めなければならない．

○2　都道府県は，当該都道府県が行う地域保健対策が円滑に実施できるように，必要な施設の整備，人材の確保及び資質の向上，調査及び研究等に努めるとともに，市町村に対し，前項の責務が十分に果たされるように，その求めに応じ，必要な技術的援助を与えることに努めなければならない．

○3　国は，地域保健に関する情報の収集，整理及び活用並びに調査及び研究並びに地域保健対策に係る人材の養成及び資質の向上に努めるとともに，市町村及び都道府県に対し，前二項の責務が十分に果たされるように必要な技術的及び財政的援助を与えることに努めなければならない．

　ここを見れば，「地域保健法というのは地域住民を対象としたサービスを行っていて，保健所と市町村保健センターについて規定しているのだな」となんとなくわかるはずです．細かなところはわからなくて大丈夫です．まずは「法律ってこんな感じなんだ」というのに触れてみてください．ちょっとずつ法律の見方が違ってみえませんか．

③ 法律にすべて書いてあるのか？

　また一方で，法律を読んでもらうとわかると思うのですが，法律には具体的なことはほとんど書いてありません．法律には，原則的なことしか書いてありません．それは，「**法律が国会で定められるもの**」だからです．…ん？　説明になっていないですか？　では，少し考えてみましょう．

　国会はあらゆる法律を審議する場所です．母子保健も産業保健も，ときには，民法も刑法も議論されるでしょうし，ありとあらゆる法について審議することになります．そのような忙しい国会において，「ジクロロプロパンが労働者に有害な影響を与えることがわかった．審議しましょう」なんてやっていたら，いつまでたってもスピーディーな国家の運営を行うことはできません．

　そこで，**法律では，核となる大原則的な部分のみを定めて，そこから先の細かな部分については専門の部署に任せましょう，という構造になっています．**

> **著者注**　例えば，「絶対に労働者に取り扱わせてはならない物質がありますよ」とだけ法律に定めておいて，その細かな内容・具体的な物質名については大臣が定めることにしましょう，ということです．

　その専門の部署が定めるものが，内閣が定める**政令**，そして，各大臣が定める**省令**にあたります．具体的にいえば，労働安全衛生**法**（**法律**）の下に労働安全衛生**規則**（**省令**）があるようなものです（図2）．

　法律（例えば労働安全衛生法など）の改正となれば，国会

がかかわる一大事で，長期間の審議が必要となることが一般的です（憲法ともなれば言わずもがなです）．

　一方で，省令（例えば労働安全衛生規則）の改正であれば，大臣（例えば厚生労働大臣）が責任者となり改正が可能となるため，よりスピーディーな改正が可能になるのです．このようにして，国民の安全な生活は守られているのです．

　さて，議論に戻りましょう．

　前述した国全体での取り組みにあてはめて，国家試験でよく出題される根拠となる法律を見てみましょう．

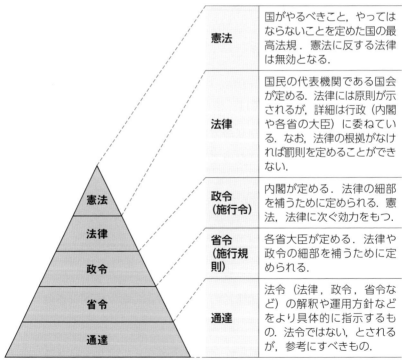

憲法	国がやるべきこと，やってはならないことを定めた国の最高法規．憲法に反する法律は無効となる．
法律	国民の代表機関である国会が定める．法律には原則が示されるが，詳細は行政（内閣や各省の大臣）に委ねている．なお，法律の根拠がなければ罰則を定めることができない．
政令 （施行令）	内閣が定める．法律の細部を補うために定められる．憲法，法律に次ぐ効力をもつ．
省令 （施行規則）	各省大臣が定める．法律や政令の細部を補うために定められる．
通達	法令（法律，政令，省令など）の解釈や運用方針などをより具体的に指示するもの．法令ではない，とされるが，参考にすべきもの．

図2　日本の法体系

高齢者保健

高齢者医療確保法，介護保険法，老人福祉法

母子保健

母子保健法，児童福祉法，学校教育法，母体保護法

障がい者支援

障害者基本法，障害者自立支援法，障害者総合支援法，障害者雇用促進法

学校保健

学校教育法，学校保健安全法，健康増進法，学校給食法，食育基本法，予防接種法

成人保健

高齢者医療確保法

産業保健

労働基準法，労働安全衛生法

　たくさんありますが，ぜひ一度それぞれの法律の第一条だけでもながめてみてください.

 Point

- 法律が重要である
- しかし法律にすべてが書いてあるわけではない
- 法律では，核となる大原則だけが定められている

28歳の女性．突然の腹痛を自覚したため受診できる医療機関をインターネットで探したところ，都道府県のウェブサイトで内科の診療所や病院を検索できるようになっていた．この情報提供システムは，法律に基づいて設置されていると記載されていた．

根拠法として正しいのはどれか．

ⓐ 医師法　　ⓓ 健康保険法

ⓑ 医療法　　ⓔ 地域保健法

ⓒ 介護保険法

正答：ⓑ

解説 根拠法はⓑの医療法です．より詳細にいえば，医療法第六条の三第五項および医療法施行規則第一条の四などが根拠となります．しかしながらこの問はそれを知っているかどうか，ではなく，それぞれの法律がそもそもどのような法律か知っているか問われていると考えられます．すなわち医療法第一条にはこう記載があります．「この法律は，医療を受ける者による医療に関する適切な選択を支援するために必要な事項（以下略）」これさえ読んだことがあれば，正解できると思います．他の法律の第一条にも目を通しておくといいでしょう．

例　題　109回午前第88問（看護師国家試験）

医療法で規定されているのはどれか．2つ選べ．

❶ 保健所

❷ 特定機能病院

❸ 地方衛生研究所

❹ 市町村保健センター

❺ 医療安全支援センター

正答：❷❺

解説 ❶と❹が地域保健法ですね．❸の根拠法は地域保健法ともいえます（❸については詳しくは割愛しますが，正確には地域保健法を根拠とした指針が根拠となっています）．地域保健法の理解が深まれば，消去法で❷と❺が選べるはずです．また，医療法が医療機関に関することや医療安全や医療情報に関することを定めた法律であることを知っていても正解は導けるはずです．

例　題　107回午前第30問（看護師国家試験）

法律とその内容の組合せで正しいのはどれか．

❶ 児童福祉法―受胎調節の実地指導

❷ 地域保健法―市町村保健センターの設置

❸ 健康増進法―医療安全支援センターの設置

❹ 学校保健安全法―特定給食施設における栄養管理

正答：❷

解説 ❶は母体保護法，❸は医療法，❹は健康増進法ですね．❷が正解なのは明らかです．

市町村保健センターの業務はどれか.

❶ 廃棄物の処理

❷ 人口動態統計調査

❸ 看護師免許申請の受理

❹ 地域住民の健康づくり

正答：❹

解説 ❸は保健所の業務. 市町村保健センターの業務は地域住民を対象とした業務が主です.

文　献

1）平成25年度 地域・職域連携推進事業関係者会議 資料「地域・職域連携に基づく健康づくりの実践に向けて」（松田晋哉），https://www.mhlw.go.jp/file/05-Shingikai-10901000-Kenkoukyoku-Soumuka/0000028518.pdf, 厚生労働省，2013

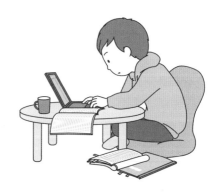

column

国家試験にも根拠はある？

　医師になる，あるいは看護師になる，そのためには国家試験を受けなければなりませんね．これにも根拠はあるのでしょうか？

　もちろん医師国家試験にも看護師国家試験にも法的な根拠があります．

　医師国家試験の根拠法は「医師法」で，その第二条に「医師になろうとする者は，医師国家試験に合格し，厚生労働大臣の免許を受けなければならない」とする文言があります．また看護師国家試験の根拠法は「保健師助産師看護師法」で，第七条に「看護師になろうとする者は，看護師国家試験に合格し，厚生労働大臣の免許を受けなければならない」とする文言があります．

　だから医師として看護師として働くためには，国家試験に合格して，厚生労働大臣の免許を受けなくてはならないのですね．厚生労働省の人が，「医者なんだから，看護師なんだから，試験に合格しなきゃダメだろ」と考えて試験をしているわけではなくて，そこには明確な根拠があるわけです．

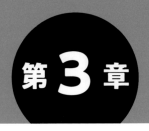

第3章

それぞれの対象の健康をつくる活動

さて，本章では第2章の内容を1つずつ，少し詳しくお話したいと思います．

日本では，**高齢者保健，母子保健，障がい者支援，学校保健，成人保健，産業保健**が重要視されていることを学びましたが，それぞれ具体的にどのような施策を行っているのでしょうか（ここは各論なので，とっつきにくい人は第4章まで飛ばしましょう）．

本章では，「こういう困りごと」に対して，行政が「こういう支援をしている」とセットで覚えると理解が早くなるでしょう．

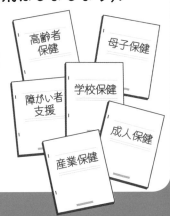

1 高齢者保健

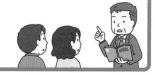

　高齢者保健は，高齢者に対する**医療**と**介護**をどうするか，というものが，日本では一番大きな，現在の，そして未来の課題です．

① 高齢化問題とその対策

　日本は現在，（65歳以上の人口の割合を示す）高齢化率が27.3％で，高齢化が世界でも類をみないほど速いスピードで進んでいるといわれています．高齢化率が7％を超えると高齢化社会，14％を超えると高齢社会，21％を超えると超高齢社会とよばれますから，**現在日本は超高齢社会**であるといえます．

　2025年には団塊の世代（第一次ベビーブームである1947〜1949年産まれの世代）**が75歳以上になる**，ということで，医療や介護などの社会保障の分野において必要な費用が急増することが危惧されており，これが「**2025年問題**」といわれています．

> **著者注** 団塊の世代とは，第一次ベビーブームである1947〜1949年に生まれた世代のことを指します．ベビーブームというだけあって，1947〜1949年は毎年260万人以上の出生が記録されています．ちなみに2019年の出生は86万人ですから，いかに多くの子どもが生まれたか，理解できると思います．ちなみにこの「団塊の世代」という言葉の名付け親は作家の堺屋太一さんです．「団塊の世代」（講談社，1981）という書籍において，この世代の方々について言及されています．

そして，このきたるべき2025年に向けて，高齢者の尊厳の保持と自立生活の支援を目的として，**可能な限り住み慣れた地域で**，自分らしい暮らしを人生の最期まで続けることができるよう，地域の包括的な支援・サービス提供体制「**地域包括ケアシステム**」の構築を推進することが決定しています．

なお，さらにその10年後である2035年には高齢化率が32.8％にも達すると予測されています．

> **著者注**「地域包括ケアシステム」は今後も進んでいく少子高齢化に対応するための施策として大きな柱になるものですから，しっかりと勉強しておきましょう．

このような状況のなかで，高齢者を対象とした対策を進めていくことが国全体で喫緊の課題となっています．特に公衆衛生の分野においては，**要介護高齢者**の問題のなかでも**寝たきりの予防**や**認知症**に関連した課題が取り上げられることが多いです．関連する法律としては，

① 高齢者の医療の確保に関する法律（高齢者医療確保法）

② 介護保険法

③ 老人福祉法

があり，それぞれ対策が進んでいます．具体的には次項以降で解説します．

この高齢者保健でややこしいのは，似たような制度が混在していることです．もともと老人福祉法の枠組みで行われていた活動が，介護保険法が制定されたことで，制度全体がややこしくなってしまっています．しかしながら実際には，**ほとんどの制度は介護保険法の枠組みのなかで運用されています．**

より具体的に述べれば，一部のサービスについては，（虐待等が発見された場合など）介護保険法が適用できない場合，やむを得ず，「老人福祉法の枠組みにおいて同様のサービスを受けることができる制度設計」になっていると押さえておけばよいでしょう．

著者注 根拠法が異なると，同じ施設に入所するのでも何に入所するのかが異なってきます．例えば，老人福祉法にもとづいて入所する場合は特別養護老人ホームですが，介護保険法にもとづいて入所する際には介護老人福祉施設となります．ややこしいですね．

Point
- 現在日本は超高齢社会を迎えている
- その対策として地域包括ケアシステムなどが存在する
- 関連する法律は高齢者医療確保法，介護保険法，老人福祉法

② 高齢者の医療制度

高齢者医療確保法にもとづいて，高齢者を対象とした医療制度は**前期高齢者医療制度と後期高齢者医療制度**の2つから構成されています．これら2つは全く異なる制度ですから，その点を押さえておきましょう．

前期高齢者医療制度とは，**保険者間同士で財政調整を行うための制度**です．具体的には65〜74歳を対象とした，**保険者間の医療費負担の不均衡**（国民健康保険と被用者保険）**を**

是正するための財政調整制度です．ですから，65歳になったから新しい医療制度の枠組みに入る，ということはなく，単純に保険者間同士の医療費負担の調整が発生する，ということを指しています．

　後期高齢者医療制度（長寿医療制度）とは，**独立した医療制度**です．具体的には75歳以上（と寝たきりなどの65歳以上）の住民を対象としており，わが国では**75歳を過ぎたら後期高齢者医療制度に加入**することになっています．

> **著者注** 高齢者医療確保法においては，成人保健の分野に関連して，**特定健診**と**特定保健指導**の実施が義務付けられましたが，これは**医療費適正化**の方策の一貫として規定されたものです．

Point
- 前期高齢者医療制度はお金の調整
- 後期高齢者医療制度は独立した医療制度

③ 介護保険制度

　介護保険は「**介護保険法**」を根拠とした制度で，対象者や給付については以下のように定められています．

- **被保険者**

  ア）65歳以上とイ）一部の40歳以上の者のみ

  （誰でも，いつでも，受けられるわけではない）．

- **給付を受けるとき**

  市町村から**要介護**あるいは**要支援**の認定を受ける必要

  がある．

- **受けられるサービス**

  上記の認定によって提供されるサービスが異なる．

  給付の上限も定められている．

　　保険証があれば必要なときには自由に活用できる医療保険
とは全く異なる制度設計となっていますね．

　　要支援と**要介護**の大きな違いとして，施設入所のサービス
が受けられるかどうかという点があげられます．そして要支
援の高齢者に対しては，要介護にならないようにするための
対策として，**介護予防**のサービスが給付されます．

　　では実際に介護保険のサービスを受けたいと思った際には，
どのような手続きで受けることができるのでしょうか．おお
まかな流れを図1で見てみましょう．

　　図1にざっと書いた要支援と要介護についてもう少し詳し
く説明しましょう．

1）要支援の場合

　　介護予防のサービスが受けられます．**要支援**の際に利用す
るのは**地域包括支援センター**です．地域包括支援センターは

1. 65歳になり，介護保険被保険者証の交付を受ける
※この時点ではサービスは受けられない．サービスを受ける前に要介護認定が必要

2. 市区町村に要介護認定の判定を依頼する
※地域包括支援センターや居宅介護支援事業者に申請を代行してもらうことも可能

2-1. 1次判定
市区町村担当者の聞きとり調査と主治医意見書をもとに，
要介護認定等基準時間を算出し，レベルごとに分類．

2-2. 2次判定
1次判定の結果をもとに，介護認定審査会が審査を行い，
要介護度を判定（要支援1～2，要介護1～5に判定される）．

3. 介護保険サービスを受ける
※要支援か要介護かによって手続きが異なる

3-1. 要支援の場合
介護予防サービスを利用することができる．
地域包括支援センターと連絡をとる．
保健師等の職員とともに介護予防ケアプランを作成．

3-2. 要介護の場合
介護保険サービスを利用することができる．
居宅介護支援事業所と連絡をとる．
ケアマネージャーを紹介してもらい，ケアプランを作成．

図1 介護保険サービスを受ける手順

地域住民を対象として，市町村を単位として市町村等自治体
によって設置されています（根拠法：**介護保険法**）．

　地域包括支援センターには，主任ケアマネージャー（介護
支援専門員），社会福祉士，保健師が設置されており，具体的
に実施される業務は主に以下の4つとなります．

① 介護予防ケアマネジメント業務

② 総合相談支援業務

③ 権利擁護業務（高齢者虐待等）

④ 包括的・継続的ケアマネジメント支援業務

著者注 地域包括支援センターでは，要支援の高齢者のみならず，「すべての高齢者を対象として相談支援業務が行われ」ます．

2）要介護の場合

介護保険のサービスが受けられます．**要介護**の際に利用するのは**居宅介護支援事業所**です．居宅介護支援事業所は民間企業や社会福祉法人，医療法人などによって運営されています．介護給付の具体的なサービスの提供にあたっては，**ケアマネージャー**が作成した**ケアプラン**（介護サービス計画書）にしたがって行われます．ちなみにこの要介護のときに利用する居宅介護支援事業所は，要介護認定の申請代行も行うことができます．

3）介護保険法を根拠とした介護保険施設

介護保険法を根拠として介護老人福祉施設（老人福祉法における特別養護老人ホームに相当），介護老人保健施設，介護医療院が設置されます．**介護老人福祉施設**は，常時の介護を必要とする要介護者が入所する施設で，非常勤医師1名が必要です．**介護老人保健施設**は，入院治療は必要ないがリハビリテーションや看護・介護が必要な要介護者が入所する施設で，常勤医師1名が必要です．**介護医療院**は，医療が必要で長期にわたり療養が必要である要介護者が入所する施設で，

利用者数に応じた医師の配置が必要です.

Point

- 介護保険制度を利用するためには要介護認定が必要である
- 要支援と要介護のサービス内容に違いはあるが，両方ともサービス利用時はケアマネージャーらとの連携が重要

④ 老人福祉法に規定されている施設

　介護保険法に規定されない施設が老人福祉法では規定されています.

> **著者注** 歴史的にみればもともと福祉を目的とした老人福祉法があり，医療や老人保健を目的とした老人保健法ができて，その後，介護保険制度導入のために介護保険法ができた経緯があります.

　例えば，老人福祉施設として，

- 老人デイサービスセンター
- 老人短期入所施設
- 養護老人ホーム
- 特別養護老人ホーム
- 軽費老人ホーム
- 老人福祉センター
- 老人介護支援センター（通称；在宅介護支援センター）

が定められています.

そのなかでも居住する入所施設は以下の3つです.

- 養護老人ホーム
- 特別養護老人ホーム
- 軽費老人ホーム

 ちなみに，有料老人ホームは老人福祉法を根拠とした入所施設で，老人福祉施設には定められていません．入居サービスと介護サービスが一体的に提供される施設はすべて有料老人ホームとよばれます．設置主体は社会福祉法人でも株式会社でも何でも結構です．

⑤ 高齢者虐待の防止

　高齢者虐待を発見した際には**高齢者虐待防止法**にもとづき，すみやかに**市町村**へ通報することが義務付けられました．さらに，市町村は高齢者虐待対応協力者のうち適当と認められる機関（**地域包括支援センター**など）に対して，相談，指導，助言，**通報または届出の受理**などを**委託可能である**とされています．

　もちろん医師にも高齢者虐待を発見した際には通報する義務があります．

👆Point

- 高齢者虐待を発見した際は市町村への通報義務がある
- 市町村は地域包括支援センターに高齢者虐待に関する業務を委託可能である

例 題 112F17（医師国家試験）

地域包括ケアシステムについて**誤っている**のはどれか．

ⓐ 自立生活の支援をめざす

ⓑ 高齢者の尊厳の保持をめざす

ⓒ 住み慣れた地域での暮らしを支える

ⓓ 二次医療圏単位でサービスを提供する

ⓔ 医療・介護・予防・生活支援・住まいが一体的に

提供される

正答：**ⓓ**

解説 地域包括ケアシステムは住み慣れた地域における生活についての支援であること，二次医療圏は複数の市町村が1つの単位として認定されることが一般的であること，を知っていれば正解にたどりつけるはずです．ちなみに，二次医療圏というのは入院治療を提供する体制，区域のことです．より狭い範囲である一次医療圏というのは外来治療を中心とした身近な医療を提供する体制，区域のことを指します．ですから，地域包括ケアシステムというのはどちらかといえば一次医療圏の方が概念としては近いですね．

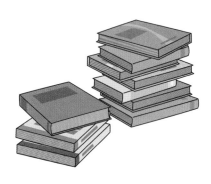

例 題　104E2（医師国家試験）

我が国の医療保険制度の変遷で正しいのはどれか.

ⓐ 健康保険法の制定によって国民皆保険が実現した

ⓑ 国民健康保険法の制定によって被用者保険が始まった

ⓒ 老人医療費無料化は医療保険給付割合を10割にして実現した

ⓓ 老人保健法の制定によって75歳以上の者の医療保険が始まった

ⓔ 高齢者の医療の確保に関する法律〈高齢者医療確保法〉は老人医療費負担の世代間格差是正をめざした

正答：**ⓔ**

解説 前期高齢者医療制度の項で解説した内容です. 高齢者医療確保法にもとづいて保険者間における財政調整（医療費負担の不均衡を是正）が規定されています.

例 題　113F5（医師国家試験）

高齢者虐待防止ネットワークの構築に中心的役割を果たす機関はどれか.

ⓐ 保健所　　　　　　　**ⓓ** 地域包括支援センター

ⓑ 地域医療支援病院　　**ⓔ** 医療安全支援センター

ⓒ 市町村保健センター

正答：**ⓓ**

解説 地域包括支援センターでは相談支援業務を行っています. また, 地域における虐待対応の中核機関の1つとみなされています.

例　題　109回午後第35問（看護師国家試験）

高齢者の虐待防止，高齢者の養護者に対する支援等に関する
法律＜高齢者虐待防止法＞で，措置された高齢者が入所する
社会福祉施設はどれか．

❶有料老人ホーム

❷特別養護老人ホーム

❸高齢者生活福祉センター

❹サービス付き高齢者向け住宅

正答：❷

解説　介護保険法の適応ではなく老人福祉法を根拠として入所させる施設に特別養護老人ホームがあるのでしたね．

例　題　108回午前第11問（看護師国家試験）

平成18年（2006年）の介護保険法改正で，地域住民の保健
医療の向上および福祉の増進を支援することを目的として市
町村に設置されたのはどれか．

❶保健所

❷市町村保健センター

❸地域包括支援センター

❹訪問看護ステーション

正答：❸

解説　❶❷は地域保健法ですね．❸は地域住民と対象として設置されたのでしたね．

日本における平成28年（2016年）の総人口に占める老年人口の割合で最も近いのはどれか.

① 17 %

③ 37 %

② 27 %

④ 47 %

正答：②

解説 日本は高齢化率が21％を超えて超高齢社会にいます.

要介護認定の申請先はどれか.

① 都道府県

③ 診療所

② 市町村

④ 訪問看護ステーション

正答：②

解説 市町村に申請された後に，介護認定審査会によって判定されます.

地域包括支援センターを設置できるのはどれか.

① 国

③ 市町村

② 都道府県

④ 健康保険組合

正答：③

解説 地域包括支援センターの業務は地域密着であり，設置者は市町村等となります.

2 母子保健

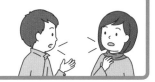

母子保健とは，**母性保健**（おおむね15〜49歳の女性を対象）と**小児保健**を含む概念です．これらは大きく，**母体保護・母子保健・児童福祉**の3つに分類することができます．順にみていきましょう．

① 母体保護

わが国では，「**母体の生命健康を保護すること**」を**目的**として不妊手術および人工妊娠中絶が行われています．根拠法は**母体保護法**です．ここで強調したいのは，不妊手術も人工妊娠中絶も**母性の生命健康の保護**が目的である，ということです．

不妊手術は，生殖腺を除去することなしに生殖を不能にする手術のことを指し，**医師であれば誰でも**行うことができます．

一方で**人工妊娠中絶**は，「身体的，経済的理由から妊娠の継続又は分娩が母体の健康を著しく害するおそれがある時」と「その妊娠が暴行，脅迫による姦淫である場合」に認められます．また，本人および配偶者の同意があって，母体保護法の**指定医師（都道府県の医師会が認定）**が前述について認定した際に，妊娠満21週までに限り人工妊娠中絶を受けることができます．

☝ **Point**

- 不妊手術および人工妊娠中絶は母性の生命健康の
  保護のために行われる
- その根拠となる法律は母体保護法である

② 母子保健

　母子（母親と乳児等）は，他の年代に比べて死亡率が高い
ことや，健康への関心を高める入口として重要な時期である
ことなどから，特にさまざまな支援がなされる必要がある時
期です．母子保健に関するさまざまな取り組みのほとんどは
母子保健法を根拠法として規定されます．

　それらの取り組みのほとんどが**市町村単位**で実施されます．
例えば，市町村は，**妊娠届出の受理**，**母子健康手帳の交付**，
妊婦健康診査，母親学級，妊婦・新生児の訪問指導，乳児健
康診査，幼児健康診査，育児学級，低出生体重児の届出受理，
未熟児の訪問指導，養育が必要な未熟児に対する未熟児養育
医療などを実施することとされています．さらに，母子健康
センター設置の努力義務も課されています．

　また，わが国では新生児を対象として**新生児マススクリー
ニング検査**が実施されています．新生児マススクリーニング
検査とは**新生児のうちに発見することで治療効果が期待でき
る疾患**をスクリーニングする検査のことです．2018年の厚生
労働省の母子保健課長通知において，新生児マススクリーニ

ング検査はタンデムマス法などを利用し，20疾患を対象とするように示されました（表1）．20疾患は大きくアミノ酸代謝異常，有機酸代謝異常，脂肪酸代謝異常，糖質代謝異常，内分泌疾患などの疾患を対象としていますが，**クレチン症**が最も発見数が多くなっています．

　ところで，これまでに国試には出たことはありませんし，余談として知っておいていただければよいと思いますが，新生児マススクリーニング検査の根拠法は母子保健法にはみつけることができません．新生児マススクリーニング検査は厚生労働省からの通知文書では「先天性代謝異常等検査」とよばれており，地方自治法を根拠とした技術的な助言として通知されているものです．

 Point

- 母子保健の対象は母親と乳児で，健康のためのさまざまな取り組みがある
- 母子保健の取り組みは主に市町村を中心に行われる
- その根拠となる法律は母子保健法である

表1 新生児マススクリーニング検査の対象20疾患（平成30年度）

分類		疾患名	発見患者数（人）	発見率
先天性代謝異常症	アミノ酸代謝異常症	フェニルケトン尿症	15	1/61,700
		メープルシロップ尿症	0	−
		ホモシスチン尿症	0	−
		シトルリン血症1型	7	1/132,300
		アルギニノコハク酸尿症	1	1/925,900
	有機酸代謝異常症	メチルマロン酸血症	5	1/185,200
		プロピオン酸血症	20	1/46,300
		イソ吉草酸血症	1	1/925,900
		メチルクロトニルグリシン血症	10	1/92,600
		ヒドロキシメチルグルタル酸血症	0	−
		複合カルボキシラーゼ欠損症	1	1/925,900
		グルタル酸血症1型	1	1/925,900
	脂肪酸代謝異常症	中鎖アシルCoA脱水素酵素欠損症	7	1/132,300
		極長鎖アシルCoA脱水素酵素欠損症	9	1/102,900
		三頭酵素欠損症	0	−
		カルチニンパルミトイルトランスフェラーゼ-1欠損症	1	1/925,900
		カルチニンパルミトイルトランスフェラーゼ-2欠損症	7	1/132,300
	糖質代謝異常症	ガラクトース血症	27	1/34,300
先天性甲状腺機能低下症（クレチン症）			612	1/1,500
先天性副腎過形成症			69	1/13,400

文献1をもとに作成.

③ 児童福祉

　児童は，どのような状況であっても，適切に養育され，その生活を保障され，成長・発達・自立が図られ，その他の福祉を等しく保障される権利を有します．それを定めた法律が**児童福祉法**です．

　児童福祉法では，**保護者**や**国**に対して児童育成の責任を規定しています．そして，同法では，児童福祉審議会，児童福祉司，**児童相談所**，保育所などについて定めており，自立支援医療（身体障がい児に対する医療）などについても定めています．

　一方で児童虐待については**児童虐待防止法**で別に定められており，児童虐待を発見したものは誰でも市町村，都道府県の設置する**福祉事務所**，**児童相談所**に通告しなければならない，と規定されています

> **著者注** ちなみに児童福祉法では，児童虐待ではなく要保護児童（保護者のない児童など）の通告について定められており，要保護児童を発見した者は，市町村，都道府県の設置する福祉事務所，児童相談所に通告しなければならない，とされています．

　もちろん医師にも児童虐待を発見した際には通告する義務があります．

 Point

- 児童虐待は通告義務がある
- 通告先は福祉事務所，児童相談所である

妊娠，出産および育児について正しいのはどれか．

　ⓐ 帝王切開には夫の同意が必要である

　ⓑ 妊娠30週の人工早産は母体保護法による

　ⓒ 児の救命処置は保護者の同意が必要である

　ⓓ 人工栄養の開始は保護者の同意が必要である

　ⓔ 人工妊娠中絶は母体保護法による指定医師が実施する

正答：ⓔ

解説　本文で解説した通り，人工妊娠中絶は母体保護法の指定医師のみが実施できます．なお，本文では解説していませんが，母体保護法の適応される人工流産は妊娠22週までです．

母子保健法に規定されていないのはどれか．

　ⓐ 母子健康手帳の交付　　　　ⓓ 未熟児養育医療

　ⓑ 妊婦健康診査　　　　　　　ⓔ 3歳児健康診査

　ⓒ 出生証明書の交付

正答：ⓒ

解説　母子保健法は「母性並びに乳児及び幼児の健康の保持及び増進を図る」ために制定されており，ⓒは明らかに保持増進には関係がない項目です．

例　題　108G30（医師国家試験）

虐待が疑われる児を診察した際の通告先として適切なのはどれか．2つ選べ．

- ⓐ 保健所
- ⓓ 福祉事務所
- ⓑ 教育委員会
- ⓔ 地域包括支援センター
- ⓒ 児童相談所

正答：ⓒⓓ

解説　本文で解説した通り，児童虐待防止法で定められている通告先は，児童相談所と福祉事務所です．ⓔは高齢者虐待の通報先です．

第3章

それぞれの対象の健康をつくる活動

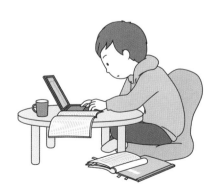

3 障がい者支援

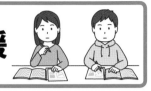

　日本における障がい者支援は戦後から現在まで長い間取り組まれてきていますが，特に近年では**ノーマライゼーション**の理念に則って対策を行うことが進められています．

① ノーマライゼーションとバリアフリー

　障がいのある人もない人も生き生きと暮らしていける社会をめざすことを**ノーマライゼーション**とよびます．これは，いわゆる**バリアフリー**とよばれる概念とは若干違っています．

　バリアフリーとは「障がい者が困難なく暮らせるようにしましょう」という，障がい者を対象とした障壁（バリア）を取り除く活動です．一方で，ノーマライゼーションとは「健常者も障がい者も同じように社会参加できるようにしましょう」という活動で，**ユニバーサルデザイン**に近い概念です．ユニバーサルデザインとは，誰にとっても使いやすいデザインにしよう，という考え方で，健常者でも障がい者でも疲れた人でも元気な人でも**誰もが使いやすい**デザインにしよう，とする考え方です．

　例えば，階段にエスカレーターをつけようと考えたときですが，身体障がい者専用のエスカレーターとしてしまうとバリア

フリー的な発想です．一方で，誰でも使える便利なエスカレーターにすれば，障がいの有無にかかわらず皆が便利に生活することができますよね．この考え方がユニバーサルデザインで，最もノーマライゼーションに近い考え方といえます．

Point

- 障がい者支援はノーマライゼーションの理念に則って行われる
- ユニバーサルデザインも似た概念として重要

② 障がい者支援

　このノーマライゼーションの考え方を導入し，1993年に**障害者基本法**が成立しました．同法において，ノーマライゼーション7か年戦略が決定され，1996〜2002年まで実施されました．また，2011年の同法改正では発達障がいが精神障がいに含まれることが明記されました（図2）．

　2006年に障害者自立支援法が成立し，障がい福祉サービスと自立支援医療などが実施されることとなりました．同法は2012年に改正され**障害者総合支援法**となりました．障害者総合支援法では，福祉サービス（介護給付，訓練等給付），相談支援，自立支援医療，地域生活支援事業について規定されました．

　近年では，**障害者雇用促進法**の改正があり，2018年からは法定雇用率の対象に，これまで対象者であった身体障がい者，

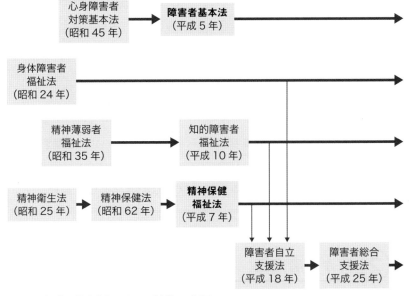

図2　障がい者支援に関する法律の変遷

障害者自立支援法によって，福祉サービスや公費負担医療などが一元化されることとなりました．例えば福祉サービスはこれまで支援費制度とよばれる制度を身体障がい者と知的障がい者が利用できました（精神障がい者は利用できませんでした）．また，公費負担医療は身体障害者福祉法を根拠とした「更生医療」，精神保健福祉法を根拠とした「精神通院医療」，児童福祉法を根拠とした「育成医療」が存在していました．これら制度が障害者自立支援法によって一元化されました．

知的障がい者に**精神障がい者が追加**されました．

③ 障がい者虐待の防止

　障がい者虐待については**障害者虐待防止法**で別に定められており，障がい者虐待を発見したものは**市町村（あるいは都道府県）へ通報**しなければなりません．その後，都道府県労働局に報告されます．もちろん医師にも障がい者虐待を発見した際には通報する義務があります．

Point

- 法定雇用率の対象者は，身体障がい者，知的障がい者，精神障がい者である
- 障害者虐待防止法では市町村（あるいは都道府県）へ通報義務が定められている

例題　例題　103E10（医師国家試験）

ノーマライゼーションで正しいのはどれか．**3つ選べ**．

ⓐ 障害者の自立

ⓑ 身体機能の正常化

ⓒ 経済的支援の推進

ⓓ 社会的理解の促進

ⓔ 障害者の社会における普通の生活の実現

正答：**ⓐ ⓓ ⓔ**

解説 ノーマライゼーションとは「健常者も障がい者も同じように社会参加できるようにしましょう」という活動です．

例題　例題　107E37（医師国家試験）

ユニバーサルデザインについて正しいのはどれか．**3つ選べ**．

ⓐ 日用品は対象である

ⓑ 長時間使っても疲れない

ⓒ 知的障害者は対象ではない

ⓓ 利用者の適応能力が求められる

ⓔ うっかりミスが危険につながりにくい

正答：**ⓐ ⓑ ⓔ**

解説 誰しもが使いやすいデザインこそがユニバーサルデザインです．知的障がい者ももちろん対象です．また，適応能力が必要なものというのはユニバーサルデザインではありません．

すべての人が差別されることなく同じように生活できるという考え方を示しているのはどれか.

❶ ヘルスプロモーション

❷ ノーマライゼーション

❸ プライマリヘルスケア

❹ エンパワメント

正答：❷

解説 障がいの有無にかかわらず同じように暮らせる社会をめざすことをノーマライゼーションとよびます.

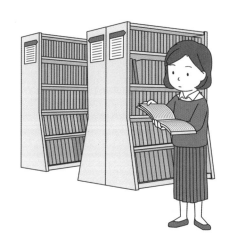

4 学校保健

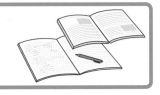

　国全体の経済の発展の基礎となるきわめて重要な要素として "教育" があげられます．すなわち，国家的施策として初等教育，中等教育，高等教育が円滑に適切に安全に実施される必要があるということです．

① 教育に関連する法律

　わが国では，①学校教育について「学校教育法」を制定し，②学校における健康対策について「学校保健安全法」を制定しました．

　学校教育法では，学校そのものの定義を行っており，学校とは，幼稚園や小学校，中学校，また大学や短期大学など一連の "学校" が含まれると定義されています．他に例えば第十一条では体罰の禁止を定めています．

　公衆衛生として重要なのはどちらかといえば**学校保健安全法**です．学校保健安全法では，**児童生徒**のみならず**職員の健康**の保持増進を図ることが求められています．そして，学校における教育活動が安全な環境で実施され，児童生徒等の安全が確保されることを求めています．

Point

- 学校の健康対策は学校保健安全法が根拠となる
- 児童生徒と職員の健康が重要視されている

② 学校における保健管理

　　児童生徒や職員を対象とした健康の保持増進活動が「学校保健安全法」を根拠として行われます．具体的には，**健康診断**，健康相談，**感染症予防**，**学校環境衛生**が行われます．

1）健康診断

　　児童生徒を対象にした就学時健康診断や定期健康診断などが実施されます．忘れられがちですが**職員**を対象とした健康診断も実施されます．

2）感染症予防

　　代表的なものに**学校感染症**があります．皆さんもインフルエンザが原因で学級閉鎖になった経験があるのではないでしょうか．あれがまさに学校感染症です．他にも麻疹や風疹，流行性耳下腺炎などが，学校感染症として「**学校保健安全法施行規則**」を根拠に指定されています．この学校感染症ですが，学校における大規模な感染拡大を防ぐために**学校長**と**学校の設置者**に出席停止や学級閉鎖実行の権限を与えています（**序章**で述べたように，決定の権限は行政のえらい人にあります．学校にいる医師ではありませんよ）．もう少し詳しく説明すると，

- **学校長**：感染症患児やその疑いがある生徒・幼児の出席停止を行う
- **学校の設置者**：臨時に学校の休業（学級閉鎖，学校閉鎖）を行う

これらの権限を，それぞれに与えています．**学校長は生徒に対する責任**があり，**学校の設置者は学校全体に対する責任**がある，ということですね（このあたりも**序章**の John Snow と衛生局長の話に似ていますね）．

また，学校は「**予防接種法**」を根拠として，幼稚園と小学校の幼児・児童に対して**予防接種**を実施します．

3）学校環境衛生

照度や騒音，水飲み場などについて基準が定められており，それを守ることが求められています．

 Point

- 学校保健安全法を根拠として，健康診断，感染症予防，学校環境衛生が行われる
- 感染拡大予防の責任者は学校長と学校の設置者である

③ 学校保健の管理体制

　学校保健の計画・実施は**学校保健委員会**が行っています．構成は以下の通りです．

> **学校保健委員会の長**
> ・学校長
>
> **学校保健委員会委員**
> ・保健主事や養護教諭，一般教諭などが指名される
> ・その他に専門的な見地から助言・指導するため
> **学校医，学校歯科医，学校薬剤師**などが指名

　すなわち，学校保健において学校ごとの運営や個別の児童生徒ごとに責任をもっているのは学校長であり，学校全体（クラスや学校）に責任をもっているのは学校の設置者ということです．John Snowのときの構図と似ています．学校医は責任をとることではなく，専門的見地から意見を述べることなどが求められています．

④ 学校医

　皆さんのなかに学校医に興味がある方もいるのではないでしょうか．ここでは，具体的にはどのような仕事をしているのか，紹介します．

例えば，健康相談や保健指導，健康診断や救急処置などは簡単に思い浮かぶかもしれません．他にも健康管理の一貫として，就学時健康診断や教職員の健康診断も行っています．また，学校全体に携わることとして，学校保健計画や学校安全計画の**立案に参加**したり，学校の環境衛生の維持および改善に関する**指導助言**を行ったりします．

ここでぜひ注意してほしいのは，**実際に学校医の先生が実施するのは健康診断で，学校全体の計画や衛生の維持管理などについては助言・指導に留まる**，ということです．学校というのは大きな組織です．学校医の先生が1〜10までなんでもできるわけではありません．また，学校全体の計画を作成する際には，必ず学校の責任者（学校長や学校の設置者とは限らない）がいるはずなので，その責任者の方と協力して作成を進めていく，という理解が近いですね．

⑤ 給食

「**学校給食法**」を根拠として提供される学校給食は，もともとは貧困家庭の就学児童を対象として開始されました．

> **著者注** しつこいようですが，給食もよかれと思って出しているのではなくて，法律があるから提供しているのです．

最近では学校給食は学校給食法に加えて，「**食育基本法**」を根拠とした**食育**という概念が広く使われるようになってきており，食に関する正しい理解と適切な判断力を養う機会となっています．

⑥ その他の法律にもとづいた活動

　　健康増進法を根拠として，学校においては受動喫煙による健康被害を防ぐために，敷地内における喫煙が原則禁止となっています．

Point

- 学校医が行うべき業務として健康診断があげられる
- 学校医は計画の策定や環境の維持については指導助言などを行う

例　題　108B5（医師国家試験）

小学校の健康診断について正しいのはどれか．

- ⓐ 隔年で実施される
- ⓑ 聴力検査は含まれない
- ⓒ 胸部エックス線撮影を行う
- ⓓ 心エコー検査は必須項目である
- ⓔ 学校保健安全法にもとづいて行われる

正答：ⓔ

解説 本書でずっと問題にしている根拠法に関する問題です．健康診断の根拠法は学校保健安全法です．また，ⓐ〜ⓓは小学校のころを思い出すと誤りだとわかるのではないでしょうか．

例　題　105B19（医師国家試験）

学校医の職務で**誤っている**のはどれか.

ⓐ 職員の健康診断に従事する

ⓑ 学校保健計画の立案に参与する

ⓒ 校長の求めによって児童生徒の救急処置を行う

ⓓ 学校感染症に罹患した児童生徒の出席を停止する

ⓔ 健康診断結果に基づいて児童生徒の疾病の予防処置に従
事する

正答：ⓓ

解説 John Snowの構図に似ていますね，という話を思い出してください. 重要な決定の
責任者は学校長でしたね.

例　題　105回午前第35問（看護師国家試験）

学校保健について正しいのはどれか.

❶ 学校医は健康相談を実施する

❷ 校長は学校医を置くことができる

❸ 教育委員会は小学校入学1年前の児童に対して健康診断
を実施する

❹ 学校医は感染症に罹患した児童生徒の出席を停止させる
ことができる

正答：❶

解説 ❹だけは間違えないでいただけていると嬉しいです. ❷は正解のようですが，学校医は
教育委員会が任用します.

5 成人保健

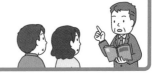

　成人保健分野のほとんどの関心事は，**健康で働ける期間を
いかに伸ばすか，健康寿命をいかに伸ばすか**，このあたりに
集約されます．そのため，医師や看護師の国家試験において
も成人保健分野では，**生活習慣病などの慢性疾患**に対する対
策，**がんとそのリスク要因**に関する問題や，**特定健康診査**に
関するものがよく問われます．特定健康診査は「**高齢者医療
確保法**」を根拠として40～74歳の者を対象として実施され
ています．

① 生活習慣病などの慢性疾患

　メタボリック・シンドローム対策が最重要課題です．
　腹囲（肥満），脂質異常，血圧高値，高血糖によって特徴づ
けられます（**表2**）．後述の特定健康診査においてもこのメタ
ボリック・シンドローム対策は重要課題となっています．

> **著者注** 40代以降，心疾患，脳血管疾患が死因の上位にあがるようになるため，こ
> れら疾患の原因の1つであるメタボリック・シンドローム対策は成人保健
> においてきわめて重要な課題になっています．

表2 メタボリック・シンドロームの診断基準

必須項目		(内臓脂肪蓄積) ウエスト周囲径	男性≧85cm 女性≧90cm
		内臓脂肪面積 男女ともに≧100cm²に相当	
選択項目 3項目のうち 2項目以上	1	高トリグリセリド血症 かつ／または 低HDLコレステロール血症	≧150mg/dL <40mg/dL
	2	収縮期（最大）血圧 かつ／または 拡張期（最小）血圧	≧130mmHg ≧85mmHg
	3	空腹時高血糖	≧110mg/dL

ウエスト周囲径が必須項目で，脂質，血圧，血糖値において2項目異常該当した場合にメタボリック・シンドロームと診断されます．文献2と3をもとに作成．

② がんとそのリスク要因

日本人の2人に1人ががんにかかり，3人に1人ががんで亡くなるといわれています．がんのリスク要因として，**喫煙，飲酒，ウイルス感染，放射線被爆**などが代表的ですが，他にも低年齢の初経や妊娠回数などもリスクとなることもあります（表3）．代表的には後述のものがあります．

Point

- メタボリック・シンドローム対策が最重要課題である
- がん対策においては喫煙，飲酒，感染対策などが重要となる

表3　がんのリスク要因

喫煙	肺，口腔・咽頭，喉頭，鼻腔・副鼻腔，食道，胃，肝臓，膵臓，膀胱，子宮頸部がん
飲酒	食道，大腸，口腔・咽頭，喉頭，肝臓，乳房
感染	H. pylori：胃 HBC，HCV：肝臓 HPV：子宮頸部 EBV：上咽頭，バーキットリンパ腫 HTLV-1：成人T細胞白血病／リンパ腫
その他	食塩：胃 熱い食べ物：食道

③ 特定健康診査・特定保健指導

　　高齢者医療確保法を根拠として40～74歳の人を対象として実施されます．腹囲，血圧，血糖値，脂質といったメタボリック・シンドロームに関連した健診を実施します．診断基準に該当し，喫煙歴なども考慮し総合的に勘案し，必要と認められた場合には**特定保健指導（動機付け支援あるいは積極的支援）**を受け，生活習慣に関するアドバイスを得ることになります．

例 題 104E4（医師国家試験）

癌と危険因子の組合わせで**誤っている**のはどれか.

ⓐ 皮膚癌―紫外線

ⓑ 喉頭癌―ニコチン

ⓒ 肺癌―六価クロム

ⓓ 肝癌―C型肝炎ウイルス

ⓔ 子宮頸癌―ヒトパピローマウイルス

正答：ⓑ

解説 喫煙，飲酒，感染，放射線などが危険因子です．ニコチンはタバコに含まれますが，ニコチン自体に発がん性は認められていません（タバコには多くの発がん性物資が含まれていることに間違いはありません）．

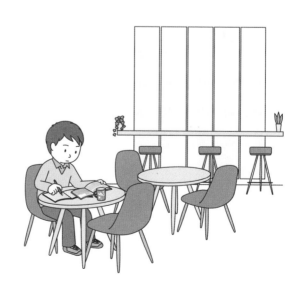

6 産業保健

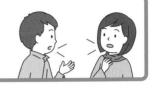

　産業保健とは，**労働者が安全に働く**ことができるための制度・取り組みといえます．

① 産業保健の歴史

1）歴史的経緯

　産業保健とは，歴史的に「ある特定の職業に従事するものに多く発生する疾患（**職業性疾病**）がある」ことに注目されて発展してきた学問です．例えば，サンダルのゴムのりを使用していた人たちに白血病や再生不良性貧血が多発したことがありました．その原因物質はベンゼンだったのですが，そのような病気を予防するのが産業保健の戦いであったといえます．

2）日本の法律と制度

　その後わが国においては，**労働基準法**を中心として法整備が進められ，多くの疾患が**業務上疾病**とよばれる疾患として指定されました．この業務上疾病として指定された疾患に罹患した場合，**労働者災害補償**の対象となります．国全体で労働者を守ろうという動きがあった，ということですね．

　業務上疾病には，具体的には災害性腰痛などの負傷に起因

する疾病，暑熱による熱中症などの物理的因子による疾病，鉛や金属水銀などの化学物質等による疾病，塵肺・病原体による疾病などがあります．業務上疾病で最も多いのは災害性腰痛で，実に業務上疾病の64％を占めています．業務上疾病は**労働基準監督署長**によって認定されます．

　あわせて，建設現場や工事現場などにおいて墜落や転落などが起こり労働者が死亡あるいは負傷した場合は**業務上負傷**とよばれ，**労働者災害補償**の対象となります．

　これら，業務上疾病と業務上負傷をあわせて**労働災害（労災）**とよびます．

　わが国では，労働者が**仕事が原因で**健康を害することがないようにするために，1947年に労働基準法が，1972年には労働基準法から分離して労働安全衛生法が制定されました．

　労働基準法では，すべての会社において守られるべき大原則的な事柄について規定されており，**労働安全衛生法**においては，安全や衛生に関する規定がより詳細に規定されています．

 Point

- 業務上疾病は労働基準監督署長によって認定される
- 労働基準法から分離してできたのが労働安全衛生法

② 会社に課された義務

　事業場には，労働者が安全に働くことができるようにするために，多くの義務が課されています．

> **著者注** 事業場は会社のことだと思ってください．この分野では事業場という言い方が一般的です．

例えば，労働安全衛生法を根拠法として，**産業医**を雇わなくてはならない，といったものです．他にも衛生管理者を置かなくてはならない，**衛生委員会**を開かなくてはならない，**健康診断**を実施しなくてはならない，といった義務が課されています．

1）産業医

　労働安全衛生法を根拠として，**常時50人以上**の労働者を使用する事業場**すべて**に対して，**産業医の選任義務**を規定しています．産業医とは「医師」であり「産業医学に関する知識について一定の要件を備えた者」のことを指します．多くの場合，「日本医師会の認定を受けた産業医」ですね．また，1,000人以上の労働者を使用する事業場や危険な業務に従事する労働者が500人以上になる事業場においては，**専属**の産業医を置かなくてはいけません．「専属」とは，常勤の産業医とほぼ同じなので（厳密には違うのですが），常勤産業医≒専属産業医であると，イメージしておけば国家試験的には問題ありません．

　産業医については，**職場巡視**の義務や労働者の**健康障害防**

止のための措置を講じる義務が規定されています.

2) 衛生委員会

　常時50人以上の労働者を使用する事業場では**衛生委員会**を開く義務が規定されています．衛生委員会には，**総括安全衛生管理者（あるいは事業の実施を総括管理するもの）や産業医，衛生管理者**を委員会メンバーとして選任すること，労働者の代表（あるいは組合代表）を委員会メンバーの半数として構成させることなどが定められています．

　衛生委員会はたいへん重要な会議です．文字だけ見てもわかりづらいですが，要するに会社の代表である社長（あるいは副社長や部長など）という**強い決定権をもった人**が参加し，産業医学の専門家である産業医がメンバーとして参加し専門的見地からアドバイスを行い，労使が半々で参加したうえで，事業場全体の労働災害防止対策や健康障がいの防止対策，長時間労働対策などについて協力して話し合う場所だからです（図3）．単なるミーティングの場所ではないことを理解しておきましょう．

> **著者注** しつこいようですが，序章のJohn Snowと同じですね．産業医がすべてを行うわけではなく，最終的な決定者・責任者は総括安全衛生管理者などになる，ということです.

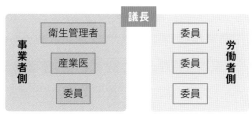

図3　衛生委員会の参加メンバー
事業者側と労働者側は同数ないし労働者側の方が多くなければならないという決まりがあります.

3）衛生管理者，総括安全衛生管理者

常時50人以上の労働者を使用する事業場では**衛生管理者**を選任しなくてはなりません.

1,000人以上の労働者を使用する事業場等では**総括安全衛生管理者**を選任しなくてはなりません.

 Point
- 労働者の数が一定の数を超えると産業医や衛生管理者の選任義務を生じる
- 衛生委員会の構成委員の半数以上は労働者側でなければならない

③ 労働衛生管理の手法

労働者が安全に働くことができるようにするために行われる労働衛生管理として労働衛生三管理とよばれる管理方法があります.「**作業環境管理，作業管理，健康管理**」の3つからなる管理方法です. この3つは順番も含めて大事です. 労働者にとって適切な労働環境をつくる際には，この作業環境管理，作業管理，健康管理の順番で改善を検討するべきである，ということも含めてこの順番になっています.

1）作業環境管理

作業環境管理とは，労働者の**作業環境**を適切に管理する，という管理方法です. 例えば，有機溶剤などの有害物質を取り扱う作業を行っている作業場においては，有害物質の濃度

を一定以下に保つようにしなければならない，という制度設計になっています．皆さんは解剖実習はすでに終わっていると思いますが，その際，換気扇・扇風機のようなものが近くにある環境で解剖実習を行ったのではないでしょうか（あるいは解剖台の下の方に空気が流れていくようなつくりだったかもしれません）．今でこそ，このような対応をしていますが，私たちが解剖実習を受けたときには，このような対策は必要と決められていませんでしたから，何の対策もありませんでした．

　現在，対策が必須になったのは，ホルムアルデヒドが"特化物"という有害物質に指定されたために，きちんとした作業環境管理を行うことが必要と定められたためなのです．

> **著者注** 逆の言い方をすれば，日本中の多くの場所において，有害物質に指定されていない物質については何の対策も行われていないことが少なくありません．本当は，有害物質に指定されていなくても有害物質同様に管理することが重要な危険な物質というのはたくさんあるのですが．

　さて，ホルムアルデヒドを利用する場所において，どのように作業環境管理を行えばよいのでしょうか．それは，ホルムアルデヒドが時間的にも空間的にも平均して一定の濃度を上回らないこと，かつ，時間的にも空間的にも最も高い濃度になるであろう場所においても一定の濃度を上回らないことです．

> **著者注** このために行う濃度測定を「作業環境測定」といい，定められたルールに則って測定されます．

　このような作業環境管理を適切に行うために，ホルムアルデヒドが空中に飛散・拡散しないための対策が換気扇や扇風

機など（のようにみえる装置）だったのです.

　また，このときの超えてはならない濃度のことを**管理濃度**とよびます．健康障がいが起きないであろう濃度の基準としての**許容濃度**とよばれる濃度もありますが，多くの物質において管理濃度と許容濃度は同じ値となっています.

2）作業管理

　作業管理とは，労働者の**作業方法**を適切に管理する，という管理方法です．**作業環境を変えることが現実的にきわめて困難**な場合，この作業管理を適切に行うことが重要になってきます.

　例えば，どうしても大きな音を立てている機械の近くで作業をしなくてはならない場合，大きな音を"騒音"とよびますが，第一に考えるべきは騒音が小さくならないか，という点です（これは作業環境管理です）．現実的にその対応がきわめて困難な場合に作業管理を徹底するようにします．具体的にはイヤーマフや耳栓といった保護具の活用を徹底することです.

3）健康管理

　健康管理とは，**労働者の健康**を適切に管理する方法です．健康管理はとても重要ですが，職場環境の改善の必要性の有無を健康管理の状況をもとに定めることは適切ではありません．職場環境の改善については，健康管理とは独立して，作業環境管理や作業管理として徹底することが重要になります.

例えば，**労働者の聴力検査の結果が問題ないから，といって騒音に関する作業環境に問題がないとはいえません**．また当然ですが，労働者個人の健康状態をチェックし，異常の早期発見・早期治療に役立てて，就労制限などに活用することが，健康管理には求められています．

健康管理として代表的なものに健康診断があります．健康診断は労働者全員が対象となる**一般健康診断**と危険なものを取り扱う労働者を対象とした**特殊健康診断**があります．

一般健康診断はすべての労働者が対象です（厳密にはすべてではありませんが，国家試験レベルではそこまで詳しく知らなくともよいでしょう）．例えば，研修医として働くことになる病院では入職時に健康診断が1回あり，それから毎年1回ずつ健康診断がありますが，それはこの一般健康診断です．また，それに加えて多くの研修医は当直（の見習い）をすることになるでしょう．夜中働くことを深夜業務といいますが，この深夜業務に従事する労働者は年に1回の定期の健康診断に加えて特定業務従事者の健康診断を受けることが義務付けられていますので，6カ月に1回の健康診断を受けることになります．

> **著者注** 他にも，病原体によって汚染のおそれが著しい業務も6カ月に1回の健康診断を受ける対象となります．

一方で**特殊健康診断**というものは，有機溶剤や放射線，特化物といった健康に危害をおよぼすものを取り扱っている場合に受けることが義務付けられている健康診断です．

産業医は，これら一般健康診断や特殊健康診断の結果をみて，就労可否の判断を行ったりする**事後措置**を行います．

Point

- 労働衛生三管理とは作業環境管理，作業管理，健康管理
- 健康診断にはすべての従業員対象の一般健康診断と危険な物質を取り扱う従業員対象の特殊健康診断がある

例題 102B13（医師国家試験）

産業医が規定されているのはどれか．

- **ⓐ** 医師法
- **ⓓ** 労働安全衛生法
- **ⓑ** 医療法
- **ⓔ** 労働者災害補償保険法
- **ⓒ** 労働基準法

正答：ⓓ

解説 間違えるのであればせめてⓒを選んでほしいです．安全衛生に関する法令のほとんどは労働安全衛生法に規定されていると考えてよいです．

例題 110E14（医師国家試験）

産業医の職務として法令に規定されていないのはどれか．

- **ⓐ** 衛生教育
- **ⓓ** 作業環境の維持管理
- **ⓑ** 作業の管理
- **ⓔ** 採用を判断するための健康診断
- **ⓒ** 労働者の健康管理

正答：ⓔ

解説 この問題は倫理観に照らしてぜひ正解してほしいです．採用の可否が健康状況によって左右されてはなりません．その他の選択肢については，本文で解説してきた通りです．

例題　108回午後第3問（看護師国家試験）

労働安全衛生法に規定されているのはどれか.

❶ 失業手当の給付

❷ 労働者に対する健康診断の実施

❸ 労働者に対する労働条件の明示

❹ 雇用の分野における男女の均等な機会と待遇の確保

正答：❷

解説　❶は雇用保険法, ❸は労働基準法です. 安全や衛生を定めているのが労働安全衛生法でした.

例題　107回午前第86問（看護師国家試験）

労働基準法で定められているのはどれか. **2つ選べ.**

❶ 妊娠の届出　　　❹ 配偶者の育児休業

❷ 妊婦の保健指導　❺ 妊産婦の時間外労働の制限

❸ 産前産後の休業

正答：❸❺

解説　❶と❷は母子保健法です. 悩むなら❸❹❺ですが, 明らかに危険であると考えられるのが, ❸❺というところからも正解は導けるでしょう. ちなみに❹は育児介護休業法です.

例題　109回午後第36問（看護師国家試験）

母子保健統計の算出方法で出生数を分母としているのはどれか.

❶ 妊娠満22週以後の死産率　　❸ 乳児死亡率

❷ 周産期死亡率　　　　　　　❹ 死産率

正答：❸

解説　❶❷❹の分母は出産数（出生＋死産）で, ❸の分母が出生数です.

労働者災害補償保険法に規定されているのはどれか.

❶ 失業時の教育訓練給付金

❷ 災害発生時の超過勤務手当

❸ 有害業務従事者の健康診断

❹ 業務上の事故による介護補償給付

正答：❹

解説 ❷は労働基準法，❸は労働安全衛生法，❹は労働者災害補償保険法であることは明らかです．❶は雇用保険法です．

例題 106回午後第37問（看護師国家試験）

職業病や労働災害の防止，より健康的な労働環境の確保および労働者の健康の向上を目的としている法律はどれか.

❶ 労働組合法　　　❸ 労働安全衛生法

❷ 労働基準法　　　❹ 労働関係調整法

正答：❸

解説 せめて間違えるなら❷．労働安全衛生法は労働基準法から分離してできた，安全や衛生に特化した法律です．

文献

1）「先天性代謝異常等検査実施状況（平成30年度）」特殊ミルク情報, 55号（2019年11月）, http://www.boshiaiikukai.jp/img/milk/R02/kensajokyoH30.pdf, 厚生労働省

2）メタボリックシンドローム診断基準検討委員会：メタボリックシンドロームの定義と診断基準. 日本内科学会雑誌, 94：188-203, 2005

3）「メタボリックシンドロームの診断基準」（山岸良匡）, e-ヘルスネット, 厚生労働省, 2019

column

母子保健にかかわる統計

　母子保健にかかわる統計は，①切れ目ない妊産婦・乳幼児への保健対策，②学童期・思春期から成人期に向けた保健対策，③子どもの健やかな成長を見守り育む地域づくり，④育てにくさを感じる親に寄り添う支援，⑤妊娠期からの児童虐待防止対策などさまざまな統計があります．ここではそのなかでも特に保健管理レベル，周産期医療レベル，衛生状態の指標として重要度の高い以下の統計をとりあげたいと思います．すなわち**乳児死亡率，新生児死亡率，早期新生児死亡率，死産率，周産期死亡率，妊産婦死亡率**です．

　それらの定義は以下の通りです．

- 乳児死亡率（乳児：生後1年未満）

    →出生1,000に対する乳児死亡数の割合

- 新生児死亡率（新生児：生後28日未満）

    →出生1,000に対する新生児死亡数の割合

- 早期新生児死亡率（早期新生児：生後7日未満）

    →出生1,000に対する早期新生児死亡数の割合

    →一般的に周産期医療レベルや衛生の水準が高くなると上記3つの指標は改善を示します．日本はこれら3つの指標が世界的にみてもきわめて低い数値となっており，母子保健の水準の高さがうかがえます（出生1,000に対して，としているのは単に数字のみやすさからです）．

- 死産率（死産：妊娠満12週以後の死児の出産）

    →出産（出生＋死産）数1,000に対する死産の割合

- 周産期死亡率（周産期死亡：妊娠満22週以後の胎児と早期新生児の死亡数の和）

    →（妊娠満22週以後の死産＋早期新生児死亡数）

      ÷（妊娠満22週以後の死産＋出生数）

    →妊娠期間，分娩過程に起因する胎児と早期新生児の死亡を総合的に捉えることを目的とした概念です．

    著者注 妊娠満22週以後の胎児ではなく，体重500g以上の胎児とすることもあります．

- 妊産婦死亡率（妊産婦死亡：妊娠中または分娩後42日未満の妊娠に伴う母体の死亡）

    →出産10万に対する妊産婦死亡数の割合

    →妊産婦死亡は分娩後出血や産科的塞栓症，妊娠前から存在する疾患の増悪などが原因となり起こることが多いです．

第4章

すべての国民を対象とした 健康を守るための活動

さて，第2章，第3章では，**特に健康に気をつけるべき人たちを**対象としましたが，本章では，**すべての国民を対象**とします．すべての国民を対象とする，ということは例えば，安全な水道水や大気の確保，感染症対策や食中毒対策などがあげられます．本章では，対象を絞ることなく，国民すべての健康を守るために行われている活動，すなわち**環境衛生，感染症，食品保健**について取り上げます．私達の生活に欠かせない安全な空気や水などをどのように確保しているのか確認しましょう．

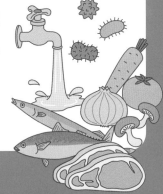

1 環境衛生

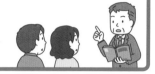

　環境衛生の分野では、**安全な水や空気の基準**が定められており、さらに公害対策を実施することが求められています。皆さん、水道から清潔な水が出てくるのは当然と思っていませんか？　これまでの多大な取り組みのおかげでいつでも清潔な水が手に入るようになっています。

① 水質基準

　例えば、水道の蛇口から出てくる水については水道法を根拠とした**水質基準**が定められています（表1）。この水質基準では、一般細菌や大腸菌、重金属などについて基準値が示されています。例えば、一般細菌は1 mLの検水で形成される集落数（コロニー数）が100以下であること、**大腸菌については検出されないこと**、という厳しい基準です。また、水質基準ではないですが、水道法を根拠として、水の消毒に用いられる塩素について、遊離残留塩素を0.1 ppm以上保持することが求められています。

表1　水質基準の例

項目	基準	項目	基準
一般細菌	1 mLの検水で形成される集落数が100以下	総トリハロメタン	0.1 mg/L以下
大腸菌	検出されないこと	トリクロロ酢酸	0.03 mg/L以下
カドミウムおよびその化合物	カドミウムの量に関して，0.003 mg/L以下	ブロモジクロロメタン	0.03 mg/L以下
水銀およびその化合物	水銀の量に関して，0.0005 mg/L以下	ブロモホルム	0.09 mg/L以下
セレンおよびその化合物	セレンの量に関して，0.01 mg/L以下	ホルムアルデヒド	0.08 mg/L以下
鉛およびその化合物	鉛の量に関して，0.01 mg/L以下	亜鉛およびその化合物	亜鉛の量に関して，1.0 mg/L以下
ヒ素およびその化合物	ヒ素の量に関して，0.01 mg/L以下	アルミニウムおよびその化合物	アルミニウムの量に関して，0.2mg /L以下

令和2年4月1日施行．文献1より抜粋して転載．

② 空気の基準

　　空気については屋外（公害など）のみならず屋内でも問題になることがあります．例えばホルムアルデヒドは**シックハウス症候群**の原因になるといわれており，新築のオフィスや学校などで問題となることがあります（表2）．他にも冷房冷却水の中の菌がエアロゾルとともに飛散し，感染するレジオネラ感染症などが有名です．

　　温湿度や気圧などの基準もあります．温湿度は例えば熱中症予防を目的として，**湿球黒球温度（wet-bulb globe temperature：WBGT）**という指標が定められています．また，気圧では低圧環境において引き起こされる高山病や，

表2　空気環境の基準（建築物衛生法，建築物環境衛生管理基準）

ア	浮遊粉じんの量	0.15 mg/m³以下
イ	一酸化炭素の含有率	100万分の10以下（＝10 ppm以下） ※特例として外気がすでに10 ppmある場合には20 ppm以下
ウ	二酸化炭素の含有率	100万分の1,000以下（＝1,000 ppm以下）
エ	温度	(1) 17℃以上28℃以下 (2) 居室における温度を外気の温度より低くする場合は，その差を著しくしないこと.
オ	相対湿度	40％以上70％以下
カ	気流	0.5 m/秒以下
キ	ホルムアルデヒドの量	0.1 mg/m³以下（＝0.08 ppm以下）

多数の者が利用する建物ではこれらの基準が努力義務となっています．文献2より引用.

　　高圧環境から減圧してくる際に引き起こされる減圧症などについて注意が必要です.

> **著者注** 湿球黒球温度（WBGT）とは，気温，湿度，周辺の熱環境の3つを取り入れた指標であり，人体と外気の熱のやりとりに着目している点で優れています．具体的には，①黒球温度（黒球内の温度），②湿球温度（水で湿らせたガーゼを温度計に巻きつけて計測した温度），③乾球温度（通常の温度計）の3つから算出される数値です.
>
> WBGT（屋外）＝0.7×湿球温度＋0.2×黒球温度＋0.1×乾球温度

③ 公害対策

　　このように安全な空気や水は国民にとって非常に重要であるわけですが，これら重要な物質が汚染されることによって引き起こされるのが**公害**です.

　　公害の種類には，**大気汚染**，**水質汚濁**，土壌汚染，騒音な

どがあります.

　このような公害を防止するために環境基本法を根拠として**環境基準**が定められており，この環境基準を達成するために，**大気汚染防止法**や**水質汚濁防止法**などが定められています. そしてこれら法律に則り，有害物質の排出規制が行われています.

　例えば，**大気汚染**については，硫黄酸化物（SOx）や窒素酸化物（NOx）が，四日市喘息や川崎喘息など大きな社会問題となりました. 近年では国内のみならず中国などから偏西風にのって飛来してくる**微小粒子状物質（PM2.5）**が問題となることが多いです.

　また，**水質汚濁**については，メチル水銀による水俣病や，カドミウムによるイタイイタイ病などが大きな問題となりました.

 Point

- 安全といえる基準として，水質基準や空気の基準などが定められている
- 公害を防止するための基準として，環境基準が定められている

水道法に基づく水質基準で検出されないことと規定されているのはどれか．

ⓐ 塩素酸 　　　　　 **ⓓ** マグネシウム

ⓑ 大腸菌 　　　　　 **ⓔ** 総トリハロメタン

ⓒ カルシウム

正答：**ⓑ**

解説 本文で解説したように大腸菌は検出されてはいけません．問題文にも書いてある通り，根拠法は「水道法」です．

居住環境を守る観点から建築材料に法定基準があるのはどれか．

ⓐ アセトン 　　　　 **ⓓ** ホルムアルデヒド

ⓑ 塩化ビニル 　　　 **ⓔ** シアン化ナトリウム

ⓒ エチルアルコール

正答：**ⓓ**

解説 こちらも本文で解説したように，ホルムアルデヒドがシックハウス症候群に関連します．シックハウス対策の根拠法は「建築基準法」ですが，そこまで問われることはないでしょう．

例 題　104回午前第34問（看護師国家試験）

大気汚染に関する環境基準が定められている物質はどれか.

❶ 二酸化炭素

❷ 一酸化窒素

❸ フッ化水素

❹ 微小粒子状物質

正答：❹

解説 SOx, NOx, PM2.5, メチル水銀, カドミウムなどにも環境基準が定められています.

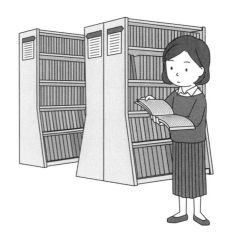

2 感染症

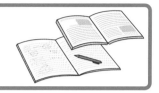

　人類の医学の歴史あるいは公衆衛生の歴史というのは**感染症との戦い**といっても過言ではありません．これまでの医学の発展のなかで多くの感染症はさまざまな方法で克服されてきました．

① 感染症との戦いの歴史

　感染症との戦いの歴史とは，例えば，**フレミングによるペニシリンの開発**といった抗生物質開発の歴史であり，**ジェンナーの種痘**といったワクチン開発の歴史であるわけです．このような偉大な研究成果によって多くの感染症は大規模に流行することはなくなりました．

　しかしながら近年，結核やデング熱といった感染症が再び大規模に流行するようになり，HIV/AIDSといったこれまでにはなかった感染症も確認されるようになりました．これらをそれぞれ，**再興感染症**（結核など）と**新興感染症**（HIV/AIDSなど）とよんでいます．

　このような感染症の歴史のなかでわが国では大規模な感染を防ぐためのしくみを整備しました．それが「**感染症法**」によるしくみです．

② 大規模感染の予防法

　例えば，エボラ出血熱やクリミアコンゴ出血熱といった，感染力，罹患した場合の重篤性にもとづく総合的な観点からみた**危険性がきわめて高い感染症**は，**一類感染症**として指定することで，**一定期間強制的に入院・治療させることができる**しくみをつくりました．

　また，コレラや細菌性赤痢といった**飲食物を介して感染するような集団発生のおそれがある**感染症については**三類感染症**として指定することで，**特定の職種への就業制限ができる**しくみをつくりました．

　このように，国民全体に生命にかかわる危険な感染症が流行することを防ぎ，安全を確保するしくみをつくりあげたのです．しかしながら，このようなしくみは，**患者の人権を一部制限する**ため，その点については十分に留意しなくてはいけません．

　また感染症法においては，感染症を，先ほどの一類感染症をはじめとして以下のように定義しています．「一類感染症〜五類感染症，新型インフルエンザ等感染症，指定感染症，新感染症」です．新型コロナウイルス感染症は指定感染症に含まれます．それ以外の感染症の分類を紹介するのは本書では詳しくなりすぎるので省略します．なお，しばしばそれぞれに該当する感染症は変更になりますので，最新の情報にあたる必要があります（古い教科書で勉強してはダメですよ！）．

③ 医師の届出義務

　感染症法においては，患者をどのように取り扱うかを定めただけではなく，**医師に対して届出義務**も課しています．例えば「一類感染症〜四類感染症，新型インフルエンザ等感染症，新感染症」については**ただちに**，「五類感染症のうち全数把握疾患」については**7日以内に**，都道府県知事に届出なければなりません．違反した場合は罰金に課せられる可能性もあるので注意が必要です．また「五類感染症のうち定点把握疾患」については指定届出機関の管理者が，翌週の月曜日あるいは翌月の初日に届出なければなりません．

> 👆**Point**
> - 感染症法は，大規模な感染を防ぐための法律
> - 感染症法では，（人権を一部制限する）強制的な入院などの制度が定められている

④ 予防接種

　感染症の流行予防において，ワクチンを活用した集団防衛の有効性も認められています．そのため，日本では**予防接種法**において予防接種を勧奨しています（**努力義務**）．また，予防接種は社会防衛につながることからも対象ワクチンによる健康被害には救済制度が定められており，**国の責任で救済**することとなっています．

著者注 予防接種はなぜ義務ではなく努力義務なのでしょうか．これにはわが国におけ
る予防接種の長い歴史が関係しています．興味がある方は調べてみましょう．

この予防接種の対象は以下の通りです．

A類疾病：集団防衛と**個人防衛**を目的とする

百日咳，ジフテリア，破傷風，ポリオ，麻疹，風疹，
日本脳炎，結核，Hib，肺炎球菌（小児），水痘，
ヒトパピローマウイルス，B型肝炎

B類疾病：個人防衛を目的とする

インフルエンザ，肺炎球菌（高齢者）

⑤ 検疫

　国内で十分な対策を行っていても，旅行者や輸入品などか
ら病原体がもち込まれることがあります．このような感染症
を**輸入感染症**とよび，国内への侵入を防ぐために，**検疫法**を
根拠として，**検疫**を行っています．

　検疫対象感染症は，一類感染症（エボラ出血熱，クリミ
ア・コンゴ出血熱，痘そう，ペスト，マールブルグ熱，ラッ
サ熱，南米出血熱），新型インフルエンザ等感染症，二類感染
症のうち鳥インフルエンザ（H5N1，H7N9），中東呼吸器症候
群，四類感染症のデング熱，チクングニア熱，マラリア，ジ
カウイルス感染症の15感染症です（2019年8月現在）．

　検疫所長（くり返しですが医師ではありませんよ！）には，
15感染症のうち一類感染症および新型インフルエンザ等感染

症の患者を**隔離**する権限，そして感染の疑いのある者に対して**停留**させる権限が与えられています．

 Point

- 予防接種は予防接種法，検疫は検疫法が根拠となる
- 検疫において隔離・停留させる権限は検疫所長にある

例　題　113F19（医師国家試験）

感染症法に基づく入院勧告の対象となるのはどれか．

ⓐ 麻疹

ⓑ 破傷風

ⓒ B型肝炎

ⓓ 鳥インフルエンザ（H5N1）

ⓔ 後天性免疫不全症候群（AIDS）

正答：ⓓ

解説 各感染症が発生したときの社会的なインパクトについて考えることができれば正解できるでしょう．

例　題　112F41（医師国家試験）

母子保健法に基づいて行われるのはどれか．**2つ選べ**．

　ⓐ 妊産婦健康診査

　ⓑ 未熟児養育医療

　ⓒ 乳幼児期の定期予防接種

　ⓓ 小児慢性特定疾患治療研究事業

　ⓔ 児童相談所の設置

正答：ⓐⓑ

解説　正答の選択肢については，第3章の母子保健のところを見てください．ここではⓒの定期予防接種が予防接種法にもとづくものであることを確認しましょう．

例　題　107回午後第76問（看護師国家試験）

感染症と保健所への届出期間の組合せで正しいのはどれか．

　❶ 結核—診断後7日以内

　❷ 梅毒—診断後直ちに

　❸ E型肝炎—診断後直ちに

　❹ 腸管出血性大腸菌感染症—診断後7日以内

　❺ 後天性免疫不全症候群〈AIDS〉—診断後直ちに

正答：❸

解説　問われているのは2つ．1つは何類感染症かわかるか，ということです．もう1つは一類〜四類感染症はただちに届出が必要であることを知っているかです．結核：二類，梅毒：五類，E型肝炎：四類，腸管出血性大腸菌：三類，AIDS：五類であるから，答えは❸とわかります．

循環式浴槽の水質汚染によって発生するのはどれか.

❶B型肝炎　　❸レジオネラ肺炎

❷マラリア　　❹後天性免疫不全症候群〈AIDS〉

正答：❸

解説 本文中でも解説した通り，循環式浴槽などにおけるレジオネラ肺炎は必ず押さえておく
必要があります.

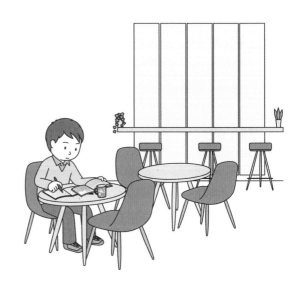

3 食品保健

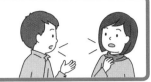

飲食に起因する衛生上の危害の発生を防止することが主な目的であり，**食品衛生法**を根拠として実施されます．

WHOにおいては食品保健を「**食品の生育，生産，製造，摂取までのすべての段階において，食品の安全性，健全性，完全性を確保するために必要なあらゆる手段である**」としています．

また，日本では，令和3年6月から，食品衛生法を根拠として，原則，すべての食品等事業者（食品の製造・加工，調理，販売等）にHACCP（ハサップ）に沿った衛生管理の実施が義務付けられることとなりました．

> **著者注** HACCPとはHazard Analysis and Critical Control Pointの略称で，食品等事業者自らが危害要因を把握したうえで，全工程のなかで，危害要因を除去または低減させるために特に重要な工程を管理し，製品の安全性を確保しようとする衛生管理の手法です．

① 食品保健の対象とは

飲食にかかわるさまざまな過程が対象となるので，食品添加物や食器用洗剤なども対象となります．

食品保健は，**食品の安全にかかわる分野**と**食品に起因する危害**の大きく2つに大別できます．

② 食品の安全にかかわる分野

　食品の安全にかかわる分野で特に着目されることが多いのは**食品添加物**です．食品添加物は食品の加工や保存において重要な役割を果たしますが，その使用に際しては発がん性や毒性がないものでなければなりません．そのため食品添加物は，指定添加物や既存添加物として**厚生労働大臣が指定したものでなければその使用が禁止**されており，製造，輸入，販売において厳しい制限が加えられています．

　この食品添加物の安全性は動物実験などで評価されます．

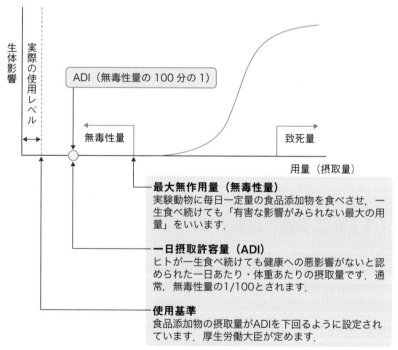

図　**安全性の量の概念**
文献3と4をもとに作成．

この際，評価される指標としては大きく4つ，**最大無作用量**，**一日摂取許容量**，**安全係数**，**耐用一日摂取量**から評価されます．

1) 最大無作用量（無毒性量ともいいます）

動物実験において，動物が一生涯食べても有害作用がみられない最大量のことです（図）．

2) 一日摂取許容量（ADI）

ヒトが生涯毎日食べ続けても有害な作用はないと考えられる一日あたり・体重あたりの最大摂取量であり，最大無作用量を安全係数で割ることで求められます．

3) 安全係数

安全率と動物種差を考慮した係数のことであり，100が用いられることが多いです．つまり，最大無作用量の1％の値が一日摂取許容量の基準になるということですね．ただし，状況によって安全係数は500や1,000といったより高い係数が用いられることもあります．

4) 耐用一日摂取量

一日摂取許容量とほとんど同じ意味ですが，一日摂取許容量が食品添加物や農薬などのように意図的に食品に使用される物質について用いられる指標である一方で，耐用一日摂取量とは意図的に使用しているわけではない食品中に存在する重金属やカビ毒などの物質について用いられる指標であるという点で異なります．また，耐用一日摂取量を求める際には

安全係数ではなく不確実係数を用いますが，考え方は安全係数と同じです．

Point

- 食品保健の対象は食べ物に限らず，食品添加物や洗剤なども対象となる
- 日本ではHACCPに沿った管理が行われる予定である

③ 食品に起因する危害

飲食に起因する最も大きな危害の発生の1つに**食中毒**があります．医師は，食中毒の（あるいはその疑いがある）患者を診断したり，その死体を検案した場合には，**食品衛生法**を根拠に，**ただちに**最寄りの**保健所長**に届出なければならない，とされています．この報告をもとに**食中毒統計**が作成されます．

実際の食中毒の原因としては，細菌とウイルスによるものが多く，全体の70％を占めています．細菌による食中毒の場合，潜伏期が長く加熱調理が有効な**感染型**と，潜伏期が短い**（食品内）毒素型**と，そして**生体内毒素型**に大別されます．

（食品内）毒素型というのは原因菌が産生した毒素による中毒であるので，潜伏期が短くなる傾向にあります．一方で感染型は原因菌が腸内で増殖することが原因であり，生体内毒素型は原因菌が腸内で増殖し毒素を産生することが原因であるため，潜伏期が長くなる傾向にあります．

1) 感染型

　代表例は，鶏卵に付着しているサルモネラ菌や，魚介類などの刺身に付着している腸炎ビブリオなどがあります.

2)（食品内）毒素型

　代表例として，おにぎりを放置したことで増殖するブドウ球菌の産生した毒素や，からしれんこんやハチミツ中のボツリヌス菌の産生した毒素などがあります.

3) 生体内毒素型

　代表例は，学校給食における加熱調理された食品中でも生き残るウェルシュ菌やO157で有名な腸管出血性大腸菌などがあります．患者数でみるとウイルスが原因のものが多く，そのなかでもノロウイルスが最も多くなっています．他にもカンピロバクターによる食中毒も多く発生しています.

 Point

- 食中毒は大きく，感染型，毒素型，生体内毒素型に分類される
- 感染型は潜伏期が長く，毒素型は潜伏期が短い特徴をもつ

例題 110F1（医師国家試験）

医師の届け出義務が医師法に規定されているのはどれか.

- **ⓐ** 異常死体
- **ⓓ** 麻薬中毒患者
- **ⓑ** 食中毒患者
- **ⓔ** 医薬品による副作用
- **ⓒ** 被虐待児童

正答：ⓐ

解説 ⓐ医師法は医師の義務等を定めた法律です. 異常死体は警察への届出義務が定められています. ⓑは食品衛生法, ⓒは児童虐待防止法であることを確認しましょう（児童虐待防止法については, 第3章の母子保健のところを参照してください）. ⓓ麻薬中毒を診察した場合には麻薬および向精神薬取締法にもとづいて知事への届出義務が定められています. ⓔ医薬品・医療機器等安全性情報報告制度が該当し, 根拠法は医薬品医療機器法になります.

例題 105回午後第33問（看護師国家試験）

食品衛生法に定められていないのはどれか.

- **❶** 残留農薬の規制
- **❸** 食品安全委員会の設置
- **❷** 食品添加物の規制
- **❹** ポジティブリスト制度の導入

正答：❸

解説 ポジティブリスト制度とは,（食品中の残留農薬を例にとって考えると）前提として原則すべての農薬の残留は認められないという考えがまずあって, 人の健康を損なうおそれのない「残留を認める物質およびその量」をリスト化（許可）するしくみです. ❶❷❹が食品衛生法に定められていることは再度確認してください. ❸の根拠は食品安全基本法です.

文献

1）「水質基準項目と基準値（51項目）」（令和2年4月1日施行），https://www.mhlw.go.jp/stf/seisakunitsuite/bunya/topics/bukyoku/kenkou/suido/kijun/kijunchi.html，厚生労働省，2020

2）「建築物環境衛生管理基準について」https://www.mhlw.go.jp/bunya/kenkou/seikatsu-eisei10/，厚生労働省，2021年1月閲覧

3）「食品添加物の安全性」https://www.ueno-food.co.jp/foodsafety/safety/index.html，株式会社ウエノフードテクノ

4）「食品安全に関する基礎知識」（内閣府 食品安全委員会），https://www.fsc.go.jp/monitor/moni_29/moni29_index.data/H29moni_shiryo1.pdf，内閣府，2017

column

人権を制限すること

一類感染症などを対象として一部人権を制限することができるシステムがわが国にあることを説明しましたが，その他にも，人権を制限する制度が存在しています．

例えば精神科領域において，**精神保健福祉法**を根拠として，人権を一時的に制限し入院させることができる制度があります．これが，医療保護入院と措置入院という制度です（一方で，本人が同意したうえで入院することを任意入院とよびます）．

医療保護入院とは，精神疾患を理由として，判断力がかけており，入院加療が必要な状況になっている患者に対して，家族などの同意を取得したうえで入院させることができる制度です．

措置入院とは，精神疾患を理由として，判断力がかけており，自傷他害のおそれがある場合に，家族の同意などなしに入院させることができる制度です．

　いずれの制度も患者本人の人権を制限する制度であるため，入院時の診察にあたっては医師というだけではなく，**精神保健指定医**（厚生労働大臣指定）という特別の指定を受けた精神科医の診察が必須になっています．**医療保護入院では1人の**，**措置入院では2人**の診察が必要になります．また患者の人権を保護するために**精神医療審査会**が各都道府県に設置されています．

　人権を制限する，というのはこれだけ重要な出来事である，ということをぜひ覚えておいてください．

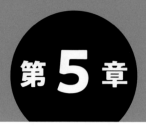

第5章

～衛生統計～
過去・現在・未来を評価する

さて，ここまで国民に対してどのような施策を打つことが重要であるのか，という視点で日本の公衆衛生制度をながめてきました．

本章では，そのような制度をつくるうえで，また運営するうえで不可欠なもの，すなわち「統計データ」について解説していきます．

この章を読めば，統計データが制度の運用・評価にあたって，どれほど重要なものであるか，理解できるはずです．

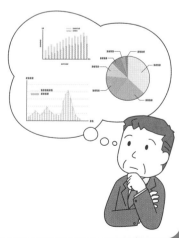

1 衛生統計とは

　制度をつくるうえで，また運営するうえで不可欠なものとは何でしょうか．それはすなわち，**現在を正しく評価すること**です．現在を正しく評価することは，**合理的な意思決定を行うための基盤**となります．

　正しく評価する，というと語弊があるかもしれません．それ以上でもそれ以下でもなく，「ありのままを評価する」というと適切でしょうか．すなわちそれは，公衆衛生のために必要な統計データ（衛生統計）をとる，ということです．これは主に**統計法**を根拠法として行われることが多いですね．

　この衛生統計ですが，大きく2つの視点から評価することができます．それは**過去から続いてきた結果として存在する現在をみる**視点と，**現在の状況から未来を予想する**視点です．

① 過去から続いてきた結果としての現在

　過去から続いてきた結果として存在する現在をみる場合は，現時点での**横断的**かつ**瞬間的**な評価が重要です．すなわち，過去から続いてきた結果として現在（今この瞬間，例えば2020年4月1日9：00という瞬間）がどのような状況にあるのかを確認する作業です．このような統計を**人口静態統計**とよびます．

② 現在の状況から未来を予想する

　一方で，現在の状況から未来を予想するためには，どのような統計が必要でしょうか．必要な統計は，例えば，一定期間の間に，子どもが何人産まれ，何人が亡くなったのかを評価した統計です．すなわち，現状の人口静態統計の結果をふまえたうえで，一定期間内（例えば2019年4月1日〜2020年3月31日までの期間）の人口の変動を観察することで，現在の状況から数年後あるいは数十年後の未来を予想することができるのです．

　この未来を予想するために不可欠な統計を**人口動態統計**とよびます．

　次項から人口静態統計と人口動態統計を分けて説明していきましょう．

 Point

- 合理的な意思決定の基盤となる衛生統計
- 衛生統計には，過去から続く現在をみる統計，そして現在から未来を予想するための統計が存在する

2 人口静態統計

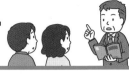

　最も有名な人口静態統計として，**国勢調査**があります．国勢調査は1920年から実施されており，5年ごとに行われています．その大きな特徴は，**調査対象が日本に住んでいるすべての人**であり，**全数調査**であるということです．

> **著者注** 全国民を対象とした全数調査というのは，費用が莫大にかかるので，普通はできません．興味がある方は国勢調査に一体どれだけの費用をかけているのか調べてみましょう．

　国勢調査を行うことによって，現在の日本に，何人の人が住んでいて，いくつの世帯が存在するのか，男女比はどれくらいか，配偶者はいるのか，子どもの数はどれくらいか，老年者はどれくらいか，といったことを**正確**に把握することができます．正確に日本のことを評価した調査なので，たいへん貴重な統計資料になります．

　つまり，このような数字が正確にわかることによって，現在の日本の年齢構造を，いくつかの指標にもとづいて評価することができるのです．重要な指標としては，働く世代に対して高齢者や子どもがどれくらいいるのかといった指標や，子どもの数に対して高齢者がどれくらいいるのかといった指標が役立ちます．次項から具体的にみていきましょう．

① 人口静態統計の読み方と活用

　日本では，人口を年齢に応じて以下の3区分に分類する手法をとっています．

- 年少人口：0〜15歳
- 生産年齢人口：15〜64歳
- 老年人口：65歳〜

　この指標を用いるメリットは，**現役世代何人で働けない世代1人を支えているのか，を評価することができる点です**．具体的には，生産年齢人口に対して年少人口や老年人口がどれくらい存在するのかを評価しています．用いている指標は以下の通りです．

- **年少人口指数**：生産年齢人口に対する年少人口の割合
- **老年人口指数**：生産年齢人口に対する老年人口の割合
- **従属人口指数**：生産年齢人口に対する（老年人口と年少人口）の割合

　従属人口指数が高くなればなるほど現役世代（生産年齢の世代）の負担が大きくなることがわかります．

② 世界からみた日本の人口静態統計学的特徴

　世界的にみて，現在の日本の人口静態統計は以下のように特徴付けられます．

- 老年人口の急激な増加
- 生産年齢人口の緩やかな減少
- 年少人口の一貫した減少

　そして，**老年人口指数は一貫して上昇**し，**年少人口指数は一貫して低下しています**（図）．

　一方で，**従属人口指数**については1950〜1990年まで減少傾向であったものが，**1990年以降は一貫して上昇しています**．減少から増加に転じた理由としては，1990年までの減少傾向については年少人口の減少で説明される一方で，1990年

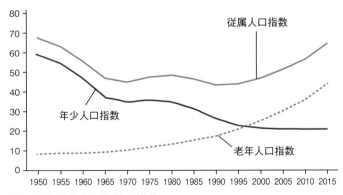

図　**日本の各人口指数の推移**
文献1をもとに作成.

以降の増加傾向については老年人口の増加によって説明されます.

　そこで，**老年化指数**とよばれる「年少人口に対する老年人口の割合」をみてみると，1950年以降著明に増加し，**2015年と1950年を比較すると約15倍**にもなっています（2015年の日本の各人口の構成割合は生産年齢人口：60.7％，老年人口：26.6％，年少人口：12.6％です．一方で1950年の各人口の構成割合は，生産年齢人口：59.7％，老年人口：4.9％，年少人口：35.4％です）．

　このように積み重ねられた人口静態統計を用いると過去から続いてきた現在を正しく評価することに大きく役立つのです．

Point

- 国勢調査で日本の人口静態統計を正確に把握できる
- 日本の従属人口指数は上昇中，老年化指数は著明に増加

例題　107E6（医師国家試験）

国勢調査について**誤っている**のはどれか.

ⓐ 全数調査である　　　ⓓ 人口動態調査である

ⓑ 自記式で行われる　　ⓔ 5年に1度実施される

ⓒ 外国人も対象となる

正答：ⓓ

解説　国勢調査は人口静態統計であり全数調査（5年に1度実施）であるという特徴があるのでしたね．また，本文では触れませんでしたが，自記式で外国人も対象となります．

例題　109回午後第9問（看護師国家試験）

平成29年（2017年）の日本の人口推計で10年前より増加しているのはどれか.

❶ 総人口　　　❸ 老年人口

❷ 年少人口　　❹ 生産年齢人口

正答：❸

解説　老年人口が著明に増加しているのでしたね．

例題　104回午後第7問（看護師国家試験）

人口年齢区分における15歳から64歳までの年齢区分はどれか.

❶ 従属人口　　❸ 老年人口

❷ 年少人口　　❹ 生産年齢人口

正答：❹

解説　従属人口とは年少人口と老年人口の合計でしたね．

3 人口動態統計

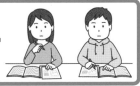

では，人口動態統計は何に役立つのでしょうか．人口動態統計とは，主に**生と死にかかわるデータ**です．そのため，出生や死亡の届出をもとに調査をすることが可能です．これらの届出は戸籍法を根拠として行われるので，人口動態統計は**戸籍法**が根拠であるといえるでしょう．

では，出生と死亡がわかると将来の何がわかるのでしょうか．

① 出生がわかるとみえるもの

出生がわかると何がわかるようになるのでしょう．答えは，**これからの日本において人口が増えるのか減るのか**がわかるようになります．なぜでしょうか．仮の世界を想像してみましょう．

1）一生のうちに女性が"1人"子どもを産む世界

男性4人，女性4人の8人しかいない世界であると仮定しましょう．また，生まれてくる子どもの男女比は必ず1：1であることにします．4人の女性が4人の子どもを産むので，次の世代は男性2人，女性2人の世代になります．そしてその次の世代はついに男性1人女性1人の世代になります．**人口減**

少の世界です.

2) 一生のうちに女性が"3人"子どもを産む世界

同じく男性4人，女性4人の8人しかいない世界を仮定しましょう. すると4人の女性が12人の子どもを産むので，次の世代は男性6人，女性6人の12人の世代になります. そしてその次は男性9人，女性9人の18人の世代です. これは**人口増加の世界**です.

3) 一生のうちに女性が"2人"子どもを産む世界

同様に考えると，人口の変動がないのは，一生のうちに女性が2人子どもを産む世界です.

4) 合計特殊出生率

このように出生がわかると，**将来の日本の人口の増減がわかってしまう**のです.

この「一生のうちに女性が子どもを出産する数」のことを**合計特殊出生率**とよびます.

ちなみに**2016年における日本の合計特殊出生率は1.44**ですから，**圧倒的な人口減少の世界**です.

> **著者注** 合計特殊出生率の正確な定義は15〜49歳の女性（再生産年齢の女性）が産む子どもの数です.

5) 再生産率

しかし，よく考えてみてください. 将来の人口予測に必要なのは子どもの数ではありません. 正確には産まれてくる**女児**の数です. 将来の人口は女性が出産する人数に依存してい

るわけですから，どれくらい女児が産まれているのか，についての指標を評価する必要があります．

これは**総再生産率**とよばれる指標になりますが，じつは単純に合計特殊出生率を2で割った値にはなりません．2015年の総再生産率は0.71です．2で割った値よりも若干低くなる傾向にあります．つまり，生まれてくる子どもの男女比は1：1ではなく，わずかに女児が少ないということになります．

また，母体のことを考えると出産における死亡のリスクもあります．そのような母体死亡も考慮して女児が産まれてくる数値を評価したものが**純再生産率**とよばれるものです．この値が1であれば，次の世代は今の世代と全く同じ人数になり，1未満であれば人口減少の世界へ，1以上であれば人口増加の世界へと至るわけです．2015年の日本の純再生産率は0.70ですから，やはり圧倒的な人口減少社会であるとわかるわけです．

 Point
- 日本は圧倒的人口減少のなかにいる
- 2016年における日本の合計特殊出生率は1.44
- 2015年の総再生産率は0.71，純再生産率は0.70

第5章
〜衛生統計〜過去・現在・未来を評価する

② 死亡がわかるとみえるもの

では，死亡がわかると何がわかるようになるのでしょう．答えは2つあります．1つは**平均余命がわかる**ということ，そしてもう1つは**現在の衛生水準がわかる**ということ，この2つです．

1) 平均余命

なぜ正確な死亡の統計があると平均余命がわかるのでしょうか．まずは平均余命の定義をしたいと思います．

平均余命とは，「ある年齢の生存者が平均してあと何年生きられるか」をあらわしたものです．この言葉の定義からもわかる通り，平均余命とは「あと何年生きられるかという**期待値**」をあらわしたものです．

では，x歳の人の平均余命を求めるためには，何がわかればよいでしょうか．平均余命とはそもそも生存期間の期待値ですから，**x歳以上の各年齢における生存確率がわかればいいわけです**．生存確率は，死亡率がわかれば計算から求められますね．

ということで，以下，2つの数字がわかれば，**年齢別死亡率**を正確に求めることができます．

① 分母となる**各年齢の人数**（人口静態統計）
② 分子となる**各年齢の死亡数**（人口動態統計）

そして，年齢別死亡率から年齢別生存率を計算し，x歳における平均余命を求めることができるというわけです．実際

の場面では，平均予命は**生命表**を用いると簡単に求めること
ができます．

> **著者注** 計算は少々複雑です．ここでは，各年代の死亡率を算出することで，x歳
> における平均余命が算出できる，と覚えておきましょう．

また，0歳児の平均余命を特に**平均寿命**とよびます．

2) 衛生水準

①死亡率による比較

次は衛生水準についてです．国や地域の衛生水準を評価す
るために死亡率を用いることは誰でも思いつくことでしょう．

そのために単に全人口数に対する全死亡数を比較した死亡
率（**粗死亡率**）を使ってもよいのですが，そうすると現在の
日本のような「老年人口が多い集団においては粗死亡率が高
く」なり衛生水準が悪いと評価されてしまいます．

そこで似たような指標に**50歳以上死亡割合**というものが
あります．これは年間総死亡数に対する50歳以上の死亡の割
合のことを指す指標のことですが，やはり「50歳以上の人口
が多いと高く」なる傾向にあります．

しかしながらこのような統計指標は非常に簡便に使えるた
め，人口静態統計がしっかりと把握できない国（途上国など）
において非常に役立つ指標になっています．

一方で，日本のように人口静態統計がしっかりと把握され
ている国では，正確に現在の衛生水準を評価することが求め
られます．そこで過去，現在，未来を通してわが国の衛生水
準を適切に評価するために1つの工夫をすることがルールと

して定められています.

著者注 前述の通り,年齢構成が変われば,単に死亡率のみで評価してしまうと誤った評価を下してしまいますから工夫が必要なわけです.わが国でも例えば,1960年と2015年では集団の構成が全く異なるわけですから同一国家内であったとしても,工夫して比較する必要が出てきます.

②年齢調整死亡率による比較

そのための工夫というのが,**異なる年代どうしの評価をする際には,どちらの年代の集団も「人口構成は全く同じであった」と仮定して比較する**,というものです.

具体的な方法としては,各年代の死亡率を計算したうえで,**昭和60年モデル人口**にあてはめて,死亡率をあらためて計算する(**直接法による年齢調整死亡率**)ことで評価します.

著者注 昭和60年モデル人口は日本国内における比較で有効ですが,国際間で比較する際には新ヨーロッパ人口を標準集団として用いることもあります.

また,状況によってはデータ収集が不十分であったり,亡くなられた方の年齢に関する情報がなかったりすることもあります.そのような場合は,年代ごとの死亡率を求めることができないので,**標準化死亡比**を求めたうえで,**間接法による年齢調整死亡率**によって比較できます.

標準化死亡比とは,「観察集団における死亡数」と「観察集団における死亡数の期待値」の比を求めたものです.観察集団における死亡数の期待値を求めるためには,基準集団を設定し,その基準集団における死亡率と観察集団の年齢ごとの人口の積から求めることができます.

言葉で説明してもわかりづらいと思います.次の問題を解いてみましょう.

基準集団とA市との年齢階級別人口と死亡数とを表に示す.

年齢階級	基準集団		A市	
	年齢階級別人口	死亡数	年齢階級別人口	死亡数
40歳未満	80,000	80	3,000	6
40〜64歳	80,000	160	6,000	6
65歳以上	40,000	160	9,000	18
合計	200,000	400	18,000	30

直接法によるA市の人口10万人あたりの年齢調整死亡率はどれか.

ⓐ 160　**ⓑ** 200　**ⓒ** 320　**ⓓ** 370

　まずは例題とは関係なく粗死亡率を計算してみましょう. 粗死亡率とは人口1,000人あたりの死亡数を求めることであらわされるので, 以下のように計算できます.

$$粗死亡率（基準集団）=(400/200,000) \times 1,000$$
$$=2$$
$$粗死亡率（A市）\quad =(30/18,000) \times 1,000$$
$$≒1.67$$

　では, 次は問題で求められている直接法による年齢調整死亡率を求めてみましょう.

　直接法で年齢調整死亡率を求める際に必要なのは, **基準集団**

の集団構成状況と集団の観察年齢別死亡率です．基準集団の死亡数は計算に必要ありません．それではＡ市の年齢別死亡率を計算してみましょう．

40歳未満：6/3,000
40〜64歳：6/6,000
65歳以上：18/9,000

となりますね．直接法による年齢調整死亡率では，この年齢別死亡率が「基準集団で起こった」とすると，どれくらいの死亡数が出るかと考えます．

40歳未満：6/3,000 × 80,000 = 160
40〜64歳：6/6,000 × 80,000 = 80
65歳以上：18/9,000 × 40,000 = 80

Ａ市の年齢別人口が基準集団と同じだったとするとこれだけの死亡数が出ていた"はず"といえますね．

著者注 Ａ市の人口構成が特殊だったから，標準的な人口構成だとこれくらいの人数亡くなりますよ，というものを求めています．

ということで，直接法による年齢調整死亡率とは，

{(160 + 80 + 80)/200,000} × 100,000 = 160

と求めることができました（最後の100,000は「10万人あたりの」を求めるための掛け算です）．ということで，例題の正答は，**ⓐ**となります．また，A市の人口が基準集団と同じだとすると，160人しか死亡していないはずなので，A市の方が衛生水準が高いことが示唆される1つの根拠となります．

　例題とは関係ありませんが，次に，間接法もやってみましょう．間接法で年齢調整死亡率を求める際に必要なのは，**基準集団における年齢別死亡率**と**観察集団の集団構成状況**と**総死亡数**です．間接法では，総死亡数がわかればよく，実際に亡くなられた方々の年齢構成が必要ない，という特徴があります．それでは計算してみましょう．

　まず求めるのは，基準集団における年齢別死亡率です．

40歳未満：80/80,000

40〜64歳：160/80,000

65歳以上：160/40,000

　間接法では，基準集団における死亡率が「A市でも同様に起こったら」何人が亡くなるかを計算します．すなわち

40歳未満：$80/80,000 \times 3,000 = 3$

40〜64歳：$160/80,000 \times 6,000 = 12$

65歳以上：$160/40,000 \times 9,000 = 36$

と計算できて，A市における衛生水準が基準集団と同じだとすると，この合計で51人の方が亡くなると予想できます．しかしながらA市では30人の方しか亡くなっていないようです．すなわち，A市の方が衛生水準が高いことが示唆されます．

この51と30という数字と基準集団における粗死亡率から，以下のように間接法による年齢調整死亡率（10万人あたり）を求めることができます．

$$(400/200{,}000) \times 100{,}000 \times (30/51) \fallingdotseq 118$$

また特に，この（30/51）で求めた数値のことを**標準化死亡比**とよびます．このように，標準化死亡比は間接法による年齢調整死亡率を求める際に必要となる数値です．

標準化死亡比＝（30/51）≒0.59
※この際，標準化死亡比を59と表記することもあります．

自分で手を動かしてみないと自信がもてないはずです．まずは何回も計算して，体に覚え込ませましょう．

☞ Point

- 年齢調整死亡率を用いることで，人口構成が異なる集団でも死亡率の比較が可能となる
- 基準となる人口には，昭和60年モデル人口が使われることが多い

例 題　111B31（医師国家試験）

2015年における我が国の人口構造について正しいのはどれか.

ⓐ 老年化指数は約100％である

ⓑ 出生数は死亡数を上回っている

ⓒ 生産年齢人口割合は増加している

ⓓ 合計特殊出生率は1.5を超えている

ⓔ 65歳以上の者のみの世帯は全世帯の約25％である

正答：**ⓔ**

解説 わが国が抱える少子高齢化について理解しているか問われています．日本の現状や言葉の定義さえ覚えていれば，細かな数値まで覚えていなくても正解できるとてもよい問題なのではないでしょうか．まちがえた人は本文をもう一度読み返してみましょう．

4 その他の調査

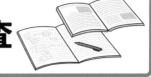

　実際には国勢調査のような大規模な調査以外にもさまざまな調査を行っています．例えば以下の2つがあります．

- **患者調査**：医療施設を対象として，患者のことについて調査
- **国民生活基礎調査**：世帯単位で，国民の保健や所得などの基礎的な事項を総合的に把握

　患者調査では，抽出された医療機関を調査日に受診したすべての患者を対象として調査が行われます．この調査からは，推計患者数と推計患者数を人口10万対であらわした**受療率**，退院患者の**平均在院日数**が求められます（入院患者について調べれば**入院受療率**が，外来患者について調べれば**外来受療率**が求められます）．

　国民生活基礎調査では全国の世帯および世帯員を対象として調査が行われます．この調査からは，保健，医療，福祉，年金，所得といった国民の基礎的事項が調査されます．より具体的には，世帯の状況，**自覚症状，入院・通院の有無**，内服の有無，悩みやストレスの状況，介護の状況，所得，年金の加入状況，貯蓄額，支出額などが調査されます．

👆 Point

- 医療施設を対象にするのが患者調査
- 世帯ごとに調査するのが国民生活基礎調査

例題 101B13（医師国家試験）

正しいのはどれか. 2つ選べ.

- ⓐ 国勢調査は人口動態統計である
- ⓑ 死亡診断書は死因統計の基礎データとなる
- ⓒ 合計特殊出生率は将来の人口の増減を示す指標となる
- ⓓ 生後4週末満の死亡統計から乳児死亡率を算出できる
- ⓔ 国民生活基礎調査は生活習慣病羅患率の基礎統計となる

正答：ⓑⓒ

解説 ⓑだけひっかけかな？　と一瞬思うかもしれませんが，ⓐⓒⓓⓔが言葉の定義から正誤が明らかなので正解にたどりつけるでしょう. ⓐ人口静態統計の代表例が国勢調査でしたね. ⓓ乳児とは生後0日から満1歳未満まで. 生後4週末満は新生児です. ⓔ国民生活基礎調査でわかるのは有訴者や通院の有無などです.

例題 100G26（医師国家試験）

調査日の通院者数がわかるのはどれか.

- ⓐ 国勢調査
- ⓑ 人口動態調査
- ⓒ 国民生活基礎調査
- ⓓ 国民健康・栄養調査
- ⓔ 身体障害者実態調査

正答：ⓒ

解説 患者調査と国民生活基礎調査は間違えやすいです. しかし，誰に調査しているものなのか，と思い出せば正解にたどりつけるでしょう. 詳しくは，本文を参照してください.

患者調査で正しいのはどれか.

ⓐ 毎年1回実施される

ⓑ 世帯を対象として調査する

ⓒ 年齢別の有訴者率がわかる

ⓓ 傷病別の平均在院日数がわかる

ⓔ 医療費についての調査が含まれる

正答：**ⓓ**

解説 患者調査は医療機関が対象，と思い出せば，在院日数にたどりつけるでしょう. **ⓑⓒ**は
国民生活基礎調査のことです. **ⓐ**3年に1回です. **ⓔ**医療費については，例えば「医療費の
動向調査」などが行われます.

文 献

1）「人口統計資料集（2018年版）」（国立社会保障・人口問題研究所），
http://www.ipss.go.jp/syoushika/tohkei/Popular/Popular2018.
asp?chap=0

column

国勢調査はなぜ必要？

　日本の人口に関連して正確な数値を出すことができるのが国勢調査ですが，人口動態統計を勉強すると「じゃあ，人口動態統計をとれば，国勢調査は必要ないのでは？」と思うかもしれません.

　たしかにそうですね，人口の増減（出生・死亡・出入国）や引っ越し，婚姻などが「完全に」「正確に」把握できるのであれば国勢調査は必要ないのかもしれません．しかし，これだけ広い国土をもつ日本のすべての地域において，これらすべてを完全に正確に把握することが困難なことは想像がつくでしょう．また大きな災害があったときにも困難になることも想像がつくと思います.

　さらに，仮にこれらが完全だとしても，結婚はしていないけれども同居していたり（その逆もあるでしょう），住民票を移さずに生活している人もいるでしょう（ただしこれは住民基本台帳法違反です）.

　このようなことを考えると，日本の現在を正しく評価するには人口静態統計を定期的に実施するしかないのです．国勢調査が行われているおかげで，各都道府県の人口の5年ごとの増減や世帯の状況などが正確に把握できています.

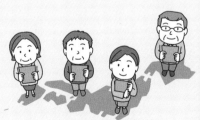

第6章

公衆衛生の研究手法

第6章では，今まで話してきた内容とは若干異なり，公衆衛生を学ぶうえでは必須知識である，**研究や疫学**の話をしたいと思います．ただ，「研究なんてやったことないし，わからないよ」という方が大半でしょうし，「RCTの方がよい研究です」といわれてもなんだかわからないですよね．

本章では，研究がどのように動いていくのか，国家試験でよく問われるのはどのような研究手法なのか，を考えていきましょう．

この章を理解することができれば，研究の種類や信頼度，臨床への応用などが自然とみえてくるはずです．

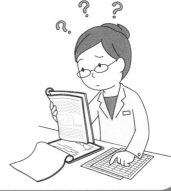

① 研究とは何か

　「研究」を定義するのは非常に難しいのですが，ここでは，**ある仮説**に対して，**科学的手法を用いて証明しよう**とすること，と定義しましょう.

　例えば，「ある要因Xへ曝露することが病気Pの原因である」という仮説を立てた際に，それを証明することが研究といえます．もちろん，すべてを明らかにできなくてもよいのです.「その可能性が高い」と示唆させることも立派な研究になります.

　さて，では，この「ある要因Xへ曝露することが病気Pの原因である」ことを証明しようと思ったとき，何をどのようにしたらよいのでしょうか．わかりやすくするため,「喫煙への曝露が肺がんの原因か」という研究テーマをもったときに，どのように証明すればよいのか，考えてみましょう.

　最も費用や手間がかからない方法から順番にあげていきます.

> ①喫煙していたことがある人で，肺がんに罹患した症例を詳細に報告する.
> ②肺がんの人を対象として，過去に喫煙していたかどうかを調査する．そして，肺がんではない人との差異をみる.
> ③現在喫煙している人を一定期間観察して，どれくらいの人が肺がんになるのか，喫煙していない人と比較する.

このような方法があげられます．①を**症例報告**，②を**後ろ向き研究**，③を**前向き研究**とよびます．

そして研究というものは，「それって，たまたまじゃないですか？」「それって，恣意的じゃないですか？」という反論がこない研究ほどよい研究（エビデンスレベルが高い研究）であるといえます．詳しくみていきましょう．

 Point
- 反論の余地のない研究ほどエビデンスレベルが高い研究といえる

1）症例報告とは

> 病気Pをもつ患者Nさんには要因Xの曝露歴がありました．

これは，**症例報告**です．仮説はもちろん「要因Xへの曝露が病気Pの原因である」です．「それでは要因X以外が原因だと証明できないのではないですか？」「偶然病気Pに罹患したとは考えられませんか？」と反論されたら，もう返しようがないです．このような研究は一般的にはエビデンスレベルが低い研究といわれます．

ただし，ここで注意してほしいのは，<u>**エビデンスレベルが低い研究だからダメな研究ということではない**</u>，ということ

です．特に未知の病気など，わからないことが多い疾患を対象とする際には，このような症例報告が貴重なエビデンスになります．

　より具体的にいえば，新型コロナウイルス感染症の症例，といえば，非常に貴重な知見になりますから，研究として意味のあるものといえるでしょう．

　また，症例報告が多数集まることによって，疾患に対してある仮説が立てられ，次のステップの研究に移る流れにもつながりますから，症例研究も貴重で立派な1つの研究の形であるといえます．

2）後ろ向き研究とは

> 病気Pをもつ患者さんを100人，病気Pをもっていない人を100人，それぞれ集めました．過去に要因Xに曝露したことがあったか否か質問したところ，病気Pをもっている患者さんの方が，要因Xに曝露したことがあったと多く回答しました．

　これは，**後ろ向き研究**といわれています．すでに病気Pを発症している現在から，過去を**振り返る**研究なので，**後ろ向き研究**といわれています．病気Pがきわめて稀な症例の場合，このような手法をとることが多いです（その理由は次項の「3）前向き研究とは」をあわせて読んでもらえるとよくわかると思います）．

　しかしながら，「要因Xがあったかどうか，正確に思い出

　忙しい人のための公衆衛生

せているのでしょうか？」「病気Pで要因Xに曝露した人の方が"要因Xが原因に違いない"と積極的に回答しているだけでは？」などといった反論がきます．エビデンスレベルは症例報告に比べれば高いものの，決して高いといえる研究方法ではありません．

3）前向き研究とは

> 要因Xに曝露したことがある人を100人，要因Xに曝露したことがない人を100人，それぞれ集めました．要因Xに曝露したことがある人の方が10年後病気Pを発症する確率が高かったです．

　これは，**前向き研究**といわれています．これから研究を開始し，現在ではなく**未来の時点**で評価することとなるので，**前向き**研究といわれています．病気Pが比較的起きやすい症例の場合，このような手法をとることが多いです．

　しかしながら，「要因Xへ曝露していた人は，じつは同時に他の要因Yに曝露していたことはないのか？」といった反論がきます．よくある例としては「アルコールを飲むか飲まないかで肺がんの罹患率をみたところ差がありました」というものです．じつはアルコールを飲む人は喫煙する人も多かったので，その交絡因子（後述）の影響を強く受けていた，という有名な反論です．

　後ろ向き研究と違い，前向き研究の場合には曝露の有無によって病気Pになる確率が十分に高くないと意味がありませ

ん（厳密には意味がないことはないのですが，ここでは置いておきましょう）．例えば，10万人に1人しか発症しない病気を対象として，「1,000人を10年間追跡調査しました」といっても意味はないですよね．もしかしたら誰も発症しないかもしれません．ですので，稀な病気を対象とするときは後ろ向き研究の方が相性がよく，比較的罹患率が高くよりエビデンスレベルが高い研究をしたいときには前向き研究の方が相性がよいといえるでしょう．

「どちらの方が優れている」と考えるのではなく，「どちらの手法が適切であるか」と考えるべきですね．

4）反論のこない研究手法とは？

研究手法のなかで，現在最もエビデンスレベルが高いといわれている方法が**RCT**とよばれる手法です．

RCTとは無作為比較対照試験（randomized controlled trial）の略で，前述のような反論が最も少ない手法となります．

具体的には，病気Pの患者200人を集めて，新薬Sで治療する群と既存の薬Kで治療する群に**ランダム**に割り付けて，その後病気Pが群ごとにどれほど治るか調査研究するような手法です（ランダムなので100人ずつでなくてよいのです）．ランダムに，とは割付表や乱数表に沿って振り分ける方法です．そうすることによって，背景にある**交絡因子**とよばれる"反論のもと"を限りなく小さくすることができます．ちなみに，くじ引きやあみだくじ，到着順で分ける，サイコ

ロを使う，などの方法は割付表などと比較してエビデンスレベルは少しだけ落ちます．

> **著者注** なぜ100人ずつでなくともよいのか，正確性を排してわかりやすく「ランダム」について考えてみましょう．例えば200人をランダムに2群に分けるとします．200人全員に対して「右のAか左のBか好きな方の薬を選んでください」として割り付けることを考えます（全員にコインの表Aか裏Bで割り付ける方法でもよいです）．そうすると，よっぽどの偶然が起きない限り100人ずつにならないことは想像できますね．「比較する対象は同じ人数どうしでなくてもよいのですか？」と思うかもしれませんが，同じ人数どうしでなくとも比較は可能です．もちろん同じ人数どうしにすることも方法としては可能です．このあたりは少々難解な話になりますので，より専門的な書籍などで学ぶことをおすすめします．

> **著者注** 交絡因子とは，性別や年齢，人種などの"反論のもと"となるような因子のことです．例えばどちらかの集団に男性が多ければ，「男性が多いことが原因なのではないか？」という反論がきます．しかしながら，このRCTという手法を用いることによって，このような交絡因子の影響を最も小さくすることができるといわれています．そのため，最近の研究ではRCTの手法を用いることが重要であるといわれています．

　ちなみに，RCTの手法はここで示した例のように薬を使った治療の効果を評価するときなどに使われることが多いです．それは，前述のような要因Xと病気Pとの関連でRCTを実施しようと思うと，要因Xへ曝露させる群とさせない群に分けて，病気Pが発症するかどうか研究するという非倫理的な研究になってしまうからです（200人を対象として，ランダムに飲酒や喫煙に曝露させる，なんてことは非倫理的ですよね）．

　ここまで読んできて，よく勉強されていらっしゃる方であれば，「いやいや先生，別の本に"システマティックレビュー，メタ解析"の方がRCTよりエビデンスレベルが高いと書いてありますよ．ちゃんと勉強してくださいよ」と思われるかも

しれません.

　ご指摘の通り，現在エビデンスレベルが最も高いといわれているのは，**システマティックレビューと（RCTの）メタ解析**です（表）．文字だけ読んでもどんな研究なのかよくわからないですよね.

表　エビデンスレベルの分類（例）

エビデンスレベル	内容
I	システマティックレビュー, メタ解析（メタアナリシス）
II	1つ以上のランダム化比較試験
III	非ランダム化比較試験
IV	分析疫学的研究 （コホート研究や症例対照研究）
V	記述研究 （症例対照やケースシリーズ）
VI	専門委員会や専門家の意見

上にいくほどエビデンスレベルが高い方法です．
文献1をもとに作成.

 Point

- エビデンスレベルが低い研究でも価値の高い研究は存在する
- RCTでは"反論のもと"を排除することができる

② システマティックレビューとメタ解析

システマティックレビューとは，「特定の問題に絞って，類似した，しかし別々の研究の知見をみつけ出し，選択し，評価し，まとめるために，明確で計画された科学的方法を用いる科学研究」といわれています．やはり文字だけ読んでもよくわからないですね．ここでは専門家の批判を覚悟でわかりやすく伝えます．

例えば，病気Pに対する薬Xの効果を知りたい，という状況を仮定します．そのときにPubMedで検索して最初の10件をみたところ，RCTの研究もいくつかあるし薬Xは効果がありそうだから効果があるに違いない，と結論づけする…のは間違った姿勢です．

> **著者注** PubMedは過去に出された論文を検索することができるウェブサイトです．覚えておきましょう．「パブメド」と読みます．「論文」とは何か？と聞かれると難しいのですが，「学術雑誌」に掲載された著作，と考えればまず間違いはないと思います．最近では「学術雑誌」がインターネット上にあるオープンアクセスジャーナルというものもあります．ということで，まずは「査読付き学術雑誌に掲載された論文」のことを「論文」とよんでいると考えれば，間違いはないでしょう．査読とは，投稿された論文を専門家が評価・検証することをいいます．つまり，「査読付き学術雑誌」とは「専門家による評価・検証がされたうえで，掲載が許可された論文だけが掲載されている雑誌」ということになります．信頼性が高いことがわかりますね．

薬Xの効果を調べる正しい姿勢の1つが，システマティックレビューです．

> **著者注** あるいは薬Xのシステマティックレビューの論文を探す，というのが正しい姿勢の1つです．

具体的には，PubMedや医中誌などの複数のウェブサイトを使用して，病気Pと薬Xに関連する**"であろう"**論文をまずはとにかくたくさん集めます．その後そこから，確実に病気Pと薬Xに関連する，ある一定のエビデンスレベル以上（例えば「RCTの研究のみ」）の論文を集めて評価する方法です．

著者注 医中誌はPubMedと同じく過去の論文を検索することができるウェブサイトです．どちらも覚えておきましょう．

　最初，検索してみると10,000くらいの論文が集まります．それを1つずつ論文のタイトルとアブストラクト（論文の要約）を読んで，自分が探している論文かどうかチェックしていきます．そうして，おおよそ100くらいの論文に絞り込まれます．その残った100の論文の全文を読んで，再度自分が探している論文かどうかをチェックし，最終的に残った論文を評価します．これが**システマティックレビュー**です（たいへんそうですよね？　実際とてもたいへんです）．

　メタ解析（メタアナリシス）とは，それら残った複数の論文から統計学的な手法を用いて，1つの結論（エビデンス）を導く手法をいいます．システマティックレビューで最終的に残った論文が50だとすると，そのなかには，薬Xに効果があったとするものもあれば，効果がなかったとするものもあることが一般的です（しかしながら出版バイアスを含むさまざまの要因により「効果があった」という報告の方が多いでしょう）．それらの研究に対して，統計的な手法を用いることによって1つの結論を導き出すことができるのです．

　そのため，RCTとシステマティックレビューを並列に語る

ことそのものがある意味でナンセンスであるわけですから，RCTが最もエビデンスレベルが高いのですよ，と説明したのでした．RCTの研究だけを集めたシステマティックレビューとメタ解析の方がエビデンスレベルが高いのも，この説明を読んでいただければ当然だとおわかりいただけると思います．

👆Point

- エビデンスレベルが高いのはRCT
- それ以上に高いのがRCT研究を集めたシステマティックレビューとメタ解析（メタアナリシス）

例題　105F2（医師国家試験）

薬の効能を検証する研究方法で最もエビデンスレベルが高いのはどれか．

- ⓐ 無作為化比較対照試験
- ⓑ 症例対照研究
- ⓒ コホート研究
- ⓓ 横断研究
- ⓔ 症例研究

正答：ⓐ

解説▶ 選択肢の内容が全部はわからなくても本文を読めばわかりますね．無作為化比較対照試験（RCT）が一番エビデンスレベルが高かったのでしたね．

メタ分析（メタアナリシス）について正しいのはどれか．2つ選べ．

ⓐ 生態学的研究の1つである

ⓑ 観察研究は対象にならない

ⓒ 研究を収集することで精度を向上させることを目的としている

ⓓ 複数の研究のすべての個人データをプールし，疫学指標を再計算する

ⓔ 複数の研究から同じ疫学指標を抽出し，それをまとめた指標を算出する

正答：ⓒ ⓔ

解説 メタ分析は研究を集めて，評価する方法でしたね．ⓑについては，最初に観察研究を対象とすると決めて研究をスタートすれば観察研究を対象としてもよい，ので間違いです．本文を読み直せば，ⓐとⓓが正しくないことはわかるはずです．

③ 統計学

　さて，ここで，少し統計について解説したいと思います．国家試験では統計の問題は必ず出題されます．また，臨床に行くことになったとしても統計を知らないと論文を正確に評価できないので，絶対に知らなくてはならない知識です．

　国家試験によく出てくる問題には，感度，特異度，尤度比，リスク，オッズ比，などがあります．ここでは，順を追って，少しずつ勉強していきましょう．

④ なぜ統計を勉強しなくてはならないのか

臨床に行くのだから統計など必要ないと思われるかもしれません．半分は正解，半分は不正解です．たしかに，複雑な統計手法などは必要ないのかもしれません．しかし，統計のことを全く知らないと，検査の意義や検査前に問診や診察などで疾患をある程度絞り込むことの重要性が理解できないのです．

⑤ 臨床における統計学の重要性

具体的な例で考えてみましょう．

> 大腸がんの検査Aは**感度**95％，**特異度**90％という検査です．このとき，ある患者Xに検査を行ったところ，**陽性**と出ました．さて，この患者Xが大腸がんである確率はどれくらいでしょうか．

わかりますか？ わからなくてもどれくらいだと思いますか？ 30％くらい？ 50％くらい？ 95％？ それとも99％？ 答えはどれでもありません．正解は「**わからない**」です．どういうことなのでしょうか．これを理解するために，まずは感度と特異度について知りましょう．

👆 Point
- 感度と特異度がわかっても病気の確率はわからない

⑥ 感度と特異度

まず感度と特異度の定義を確認しておきましょう.

- **感度** : 疾患がある人のうち, 検査が陽性になる人の割合
- **特異度**: 疾患がない人のうち, 検査が陰性になる人の割合

直感的な"感度"と統計学における"感度"の定義は違うので, 混乱するかもしれませんが, わかるまで何度も読み直してください. 感度と特異度の定義を計算式であらわすと以下のようになります.

感度 : 真陽性÷(真陽性＋偽陰性)
特異度:真陰性÷(真陰性＋偽陽性)

四分表とよばれる表を見ながらもう一度みてみましょう.

		疾患	
		あり	なし
検査	**陽性**	真陽性A	偽陽性B
	陰性	偽陰性C	真陰性D

感度＝A/(A＋C)　特異度＝D/(D＋B)

とても重要なことなので何度も言いますが，**感度は疾患の**
ある人だけを対象とした指標で，特異度は疾患のない人だけ
を対象とした指標です．直感的な日本語の定義とは異なるよ
うに感じることもあると思うので，きちんと理解しておきま
しょう（つまり感度とは**検査が陽性だったときに，疾患に罹**
患している確率ではないということです）．

　前述の大腸がんの検査Aの問いにあらためて四分表をみて
みると，求めたい「検査が陽性だった場合に大腸がんである
確率」というのは，文字でいえば**A／(A＋B)** となります．
これが感度と特異度という2つの条件のみでは求められない
ことがわかりますか？

 Point

- 感度とは疾患がある人のうち，検査が陽性になる
  人の割合
- 特異度とは疾患がない人のうち，検査が陰性にな
  る人の割合

⑦ 検査前確率と検査後確率

　さて，では大腸がんの検査Aに戻って，感度95％，特異度90％という条件のみでは大腸がんの確率を求められないことを，具体例をあげながらみていきたいと思います．

　ここでは，16歳の高校生を対象とした場合と，90歳の高齢者を対象とした場合の2つを仮定して大腸がんの確率を調べていくことにしましょう．

　そして，唐突に思うかもしれませんが，大腸がんの確率を高校生が1％，高齢者が10％としましょう（感度は95％，特異度は90％のまま）．

　規模としては，10,000人の高校生と10,000人の高齢者に対して検査を実施したとして，四分表を完成させながら大腸がんの確率を調べてみましょう．

1）10,000人の高校生

		疾患	
		あり	なし
検査	**陽性**	真陽性A	偽陽性B
	陰性	偽陰性C	真陰性D
		100名	9,900名

　まず，大腸がんの確率が1％なので，疾患をもっている人が100名，もっていない人が9,900名となります．そして，感度と特異度にあてはめてABCDを埋めてみると，

		疾患	
		あり	なし
検査	陽性	95	990
	陰性	5	8,910

それぞれの四分表がこのように埋まります（感度と特異度の定義をもう一度思い出してみましょう，すなわちA = 100 × 0.95，D = 9,900 × 0.90）.

さて，では，検査が陽性だったとき，疾患をもっている確率はどれくらいでしょうか．みるべきは，この灰色のところですね.

		疾患	
		あり	なし
検査	陽性	95	990
	陰性	5	8,910

つまり，検査が陽性だったときの確率というのは以下のようになります.

95/(95＋990)≒8.76％

どうでしょうか．検査をする前は，大腸がんの確率は1％ということしかわかりませんでしたが，検査結果が陽性の人たちだけを対象とすれば，大腸がんの確率は8.76％まであがりました．この結果をみて，どう思いますか？ 意外と多い？

案外たいしたことない？

> **著者注** ちなみに検査が陰性だった人は大腸がんの確率は0.06％まで下がります．同じように計算してみてください．

　検査自体が悪かったのでしょうか？ 高齢者の人も対象として同じことをやってみましょう．

2）10,000人の高齢者

		疾患	
		あり	なし
検査	陽性	真陽性A	偽陽性B
	陰性	偽陰性C	真陰性D
		1,000名	**9,000名**

　まず，大腸がんの確率が10％なので，疾患をもっている人が1,000名，もっていない人が9,000名となります．そして，感度と特異度にあてはめてABCDを埋めてみると，

		疾患	
		あり	なし
検査	陽性	950	900
	陰性	50	8,100

　それぞれの四分表がこのように埋まります（すなわちA = 1,000 × 0.95，D = 9000 × 0.90．同じ流れです）．

　さて，では，検査が陽性だったとき，疾患をもっている確率はどれくらいでしょうか．みるべきは，この灰色のところですね．

		疾患	
		あり	なし
検査	陽性	950	900
	陰性	50	8,100

　つまり，検査が陽性だったときの確率というのは以下のようになります．

$$950/(950＋900)≒51.35％$$

　どうでしょうか．検査をする前は，大腸がんの確率は10％ということしかわかりませんでしたが，検査結果が陽性の人たちだけを対象とすれば，大腸がんの確率は51.35％まであがりました．この結果をみて，どう思いますか？　こちらはかなり確率が上がったといえるのではないでしょうか．

> **著者注** ちなみに検査が陰性だった人は大腸がんの確率は0.61％まで下がります．

3）検査前確率を高めること

　さて，ここでわかることは，**検査そのものが優秀でも，事前の確率が異なると検査をしても全く異なる結果が得られる**，ということです．

　臨床の現場に近づけて例えるなら，例えば，関節痛があり指の関節が曲がった人にリウマトイド因子を測って陽性だった場合，そして健康な人を対象としてリウマトイド因子を測って陽性だった場合，疾患の確率は同じでしょうか？　違います

よね. もう皆さんならその意味が判断できるでしょう.

　統計のことを知っていれば, 患者さんに聞かれたときに正確に答えることができますね.

　さてここで, 事前の確率のことを**検査前確率**とよびます (大腸がんの例でいえば, 高校生1％, 高齢者10％としたものです). 問診や診察によって, この検査前確率を高めることで, 検査を行った結果をより有効に活用することができるのです. また, 検査を行った後の確率を**検査後確率**とよびます. この一連の流れは国家試験頻出なのでぜひ覚えておきましょう.

 Point
- 感度と特異度は重要である
- それ以上に検査前確率を正確に判断することが重要である

4）感度と特異度の使い方

　さて, では前述の感度と特異度の議論に戻りましょう.

		疾患	
		あり	なし
検査	陽性	真陽性A	偽陽性B
	陰性	偽陰性C	真陰性D

　感度と特異度の性質上, 以下のことがいえます.

感度の高い検査

- 病気をもつ人のほとんどが検査で陽性になるので，
  偽陰性（C）が少ない

- 検査が陰性なら，その病気でない確率が高くなる．
  つまり，$D/(C+D)$ の値が大きくなる

特異度の高い検査

- 病気をもつ人のほとんどが検査で陰性になるので，
  偽陽性（B）が少ない

- 検査が陽性なら，その病気の可能性が高くなる．
  つまり，$A/(A+B)$ の値が大きくなる

そしてまた，以下のこともいえます．

感度の低い検査

- 病気をもつ人の一部が検査で陽性になるので，
  偽陰性が多い

- 検査が陰性でも，その病気でない確率は高くならない

特異度の低い検査

- 病気をもつ人の一部が検査で陰性になるので，
  偽陽性が多い

- 検査が陽性でも，その病気の可能性は高くならない

つまり，何がいいたいかというと，**何を調べたいかによって選ぶべき検査は異なる**ということです．

ある疾患Ｐで"ない"ことを証明したいときには，疾患Ｐ

に関する"感度"の高い検査を行わなくてはなりません.

　ある疾患Pで"ある"ことを証明したいときには,疾患P
に関する"特異度"が高い検査を行わなくてはなりません.

　ここが大事なところなのですが,直感とは違うことが書い
てあるのではないでしょうか.普通ならPであることを証明
したいのだから感度を選びたい,Pでないことを証明したい
のだから特異度を選びたいところです.しかしながら,四分
表をながめてみると,やはり**直感とは異なる**ことが明らかと
なるのです.

> **著者注** 言葉で考えるならば,感度の高い検査を使っても陽性と出ないということ
> はある疾患Pではない確率が高い,特異度の高い検査を使っても陰性にな
> らないということはある疾患Pである確率が高い,ということです.

 Point

- ある疾患Pでないことを証明したいとき:
  感度の高い検査を行う
- ある疾患Pであることを証明したいとき:
  特異度が高い検査を行う

⑧ 両立しない感度と特異度

　しかしながらここで感度と特異度は両立しない,というこ
とを,例をあげて説明したいと思います.

1) カットオフ値と感度・特異度

　唐突ですが,採血でできる大腸がんの検査Zが開発された
としましょう.この検査結果は0〜100の値をとり,数値が

高くなればなるほど大腸がんの確率は高くなる検査です．100
の値では間違いなく大腸がんで，0のときには絶対に大腸が
んではないことがわかりました．しかし，難しいのは，30や
40の値です．この場合，大腸がんだったり大腸がんでなかっ
たりします．もちろん数値が高くなればなるほど大腸がんの
確率は高くなるようです．では，どこを**カットオフ**値（検査
の陽性と陰性とをわける値）とするべきでしょうか．

　例えば，カットオフ値を限りなく100に近づければ，偽陽
性がなくなるわけですから，（感度を犠牲にした）特異度が高
い検査，ということになります．逆にカットオフ値を0に近
づければ，偽陰性がなくなるわけですから，（特異度を犠牲に
した）感度が高い検査，ということになります．

2）カットオフ値とROC曲線

　これは**ROC曲線**の議論です．ROC曲線では，縦軸に感度，
横軸に偽陽性率（1－特異度）を設定します．そして，検査
値0〜100のすべてを対象として，それぞれをカットオフ値
とした場合の感度と偽陽性率（1－特異度）をプロットしま
す．それがROC曲線のつくり方です．

　ROC曲線は左上にグラフがよればよるほど（つまり，感度
と特異度がともに1に近い点がある，ということ）よい検査
であるといえます．

　AよりもB，BよりもCの方がよい検査です（図1）．それ
ぞれどのように理解したらよいか，詳細を図2で確認しましょう．

　図2Aは，横軸より上が「疾患がある人の検査結果の**頻度**

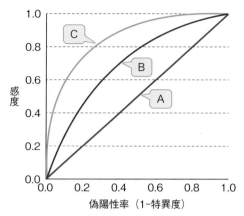

図1 ROC曲線

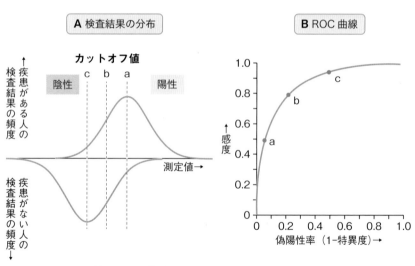

図2 カットオフ値とROC曲線

忙しい人のための公衆衛生

の分布」，横軸より下が「疾患がない人の検査結果の**頻度の分布**」です．つまり，疾患がある人は検査結果がaになる人が最も多く，疾患がない人はcになる人が最も多いということです．カットオフ値をa，b，cと検討しており，カットオフ値の右側は陽性，左側は陰性という図です．横軸の上でカットオフ値の右側は真陽性，横軸の下でカットオフ値の右側は偽陽性です．

　カットオフの値を高く，すなわちc→b→aと右の方にもってくればもってくるほど，偽陽性は減ります（特異度が高くなる）が，偽陰性も増えます（感度が下がる）（図2B）．一方でカットオフの値を低く，すなわちa→b→cと左の方にもってくればくるほど，偽陰性は減ります（感度が高くなる）が，偽陽性が増えてしまいます（特異度が下がる）（図2B）．難しいでしょうか．ここでは，感度と特異度は両立しないことを確認しましょう．

⑨ 陽性反応的中度と陰性反応的中度

　さて，ここであらためて四分表をみるともう1つの見方ができます．

		疾患	
		あり	なし
検査	陽性	真陽性A	偽陽性B
	陰性	偽陰性C	真陰性D

A/(A + B)，D/(D + C) という見方です．これは検査を
した結果，検査結果がどれくらい信用できるか，という指標
です．A/(A + B) は陽性反応的中度，D/(D + C) は陰性反
応的中度とよばれます（陽性反応的中度のことを検査後確率
ともいいます）．

注意すべきなのは，**感度と特異度は検査を評価した**もので
す．つまり，集団Xに行っても集団Yに行っても**感度と特異
度が変わることはありません**．

しかしながら，**陽性反応的中度と陰性反応的中度は検査結
果を評価した**ものです．なので，集団Xに行った際と集団Y
に行った際とで数値が変わるのです．これは前述した検査前
確率と検査後確率の議論に似ていますね．

さてそろそろ，もう少し研究らしい話を聞きたいと思って
きたところでしょう．本章のはじめの方で，後ろ向き研究と
前向き研究の勉強をしたと思います．ここでは，その後ろ向
き研究と前向き研究のときに使う統計の手法を知りましょう．

では，エビデンスレベルが高い前向き研究から話を進めて
いきましょう．

 Point
- 感度と特異度は「検査を評価した」もの
- 陽性反応的中度と陰性反応的中度は「検査結果
  を評価した」もの

例　題　112B22（医師国家試験）

検査前確率（事前確率）が変わると変化するのはどれか.

a 感度　　　　　　　**d** 偽陰性率

b 特異度　　　　　　**e** ROC 曲線

c 適中度（的中度）

正答：**c**

解説 感度，特異度というのは検査の特徴なので，対象者が変わっても変わることはありません. ただし，適中度（的中度）は検査前確率によって大きく左右されることを勉強しましたね.

例　題　109H10（医師国家試験）

診断の確定に有用なのはどれか.

a 感度が高い検査が陽性のとき

b 感度が高い検査が陰性のとき

c 特異度が高い検査が陽性のとき

d 特異度が高い検査が陰性のとき

e （1－感度）/特異度が 0.1 より低いとき

正答：**c**

解説 特異度が高い検査で結果が陽性のとき，偽陽性が少ないわけなので，診断の確定に有用なのでしたね. なお，**a** の場合は偽陽性の可能性がありますし，**b** **d** のように「陰性」の場合は診断に有用とはいえません.

⑩ 前向き研究における統計：リスク，リスク比

　さて，ここでは，喫煙と肺がんを例にとって，前向き研究で使われる統計について説明していきたいと思います.

ある町には70,000人の住人がいます．そのうち，喫煙している人が10,000人，喫煙していない人が60,000人でした．

この町の住人を1年間観察したところ，喫煙している人の1,500人，喫煙していない人の3,000人が肺がんに罹患しました．

この場合，喫煙のリスクはどれくらいであると見積もることができるでしょうか．

もう皆さんなら，この研究が**前向き**研究であることはわかりますよね．

1）前向き研究におけるリスクの計算

まずは四分表であらわしてみましょう．

		疾患（肺がん）	
		あり	なし
曝露（喫煙）	陽性	N1	N3
	陰性	N2	N4

		疾患（肺がん）	
		あり	なし
曝露（喫煙）	陽性	1,500	8,500
	陰性	3,000	57,000

さて，この場合，喫煙の**リスクR**はこのように計算します．

$$R（喫煙）= N1/(N1 + N3)$$
$$= 1,500/10,000 = 15\%$$

しかしながら，これだけでリスクとするのは不公平ですね．喫煙していない人でも肺がんに罹患している人はいます．そのため，非喫煙におけるリスクRを同じように求めると

$$R（非喫煙）= N2/(N2 + N4)$$
$$= 3,000/60,000 = 5\%$$

となります．ここで，喫煙と非喫煙のリスクを比で比較したものを**リスク比**とよびます．すなわち以下のように計算します．

$$リスク比 =（N1/(N1 + N3))/（N2/(N2 + N4))$$
$$= R（喫煙）/R（非喫煙）= 15\%/5\% = 3$$

このことは，喫煙群のリスクは非喫煙群のリスクの3倍であることを示しています．また，このようなリスク比を**相対危険度RR（relative risk）**ともよびます．

　ちなみにリスクは比だけではなく，差であらわすことも重要ですね．**リスク差**とよびますが，以下のようにあらわすことができます．

リスク差＝R（喫煙）－R（非喫煙）

　　　＝15％－5％＝10％

また，このリスク差のことを**寄与危険度AR（attributable risk）**ともよびます．このリスク差また寄与危険度ARは何をあらわしているかといえば，これは，本来なら発症しなかったはずが，喫煙によって発症してしまった方が10％いた，ということをあらわしています．

　そして，この10％に着目するのが，**寄与危険度割合ARP（attributable risk percent）**です．

寄与危険度割合ARP＝リスク差/R（喫煙）

　　　　　　＝(15％－5％)/15％＝66.7％

　これは，喫煙群の肺がんの66.7％は喫煙によって生じた，と考えることができるということです．

2) 後ろ向き研究ではリスク計算はできない

　さて，では後ろ向き研究で同じようにリスクをあらわすことはできるでしょうか．例えば，ある国において，肺がんの人20,000人と肺がんではない人40,000人をそれぞれ集めてきて，喫煙の有無を調査したとしましょう（年齢や性別などの要因は除外してよい，とここでは仮定しましょう）．

そのときの結果が，

- 肺がんの人：
     喫煙者：6,000人，非喫煙者：14,000人
- 肺がんではない人：
     喫煙者：8,000人，非喫煙者：32,000人

でした．

		疾患（肺がん）	
		あり	なし
曝露（喫煙）	陽性	6,000	8,000
	陰性	14,000	32,000

　さて，では喫煙のリスクRを求めてみてください．…ん？　待ってくださいよ．喫煙のリスクとは，「喫煙者をおいかけたところ，どれくらいの人が肺がんになったか」でしたよね．そうすると，

$$R（喫煙）＝N1/(N1＋N3)$$
$$＝6,000/(6,000＋8,000)$$
$$≒42.9\%$$

としてよいでしょうか．だめですよね．こんな計算が許されるのであれば，調査対象となる肺がんの人を増やしたり，減らしたりすることで恣意的にリスクを操作することができます．

著者注 例えば，単純に肺がんの人を40,000人調査したとすれば，同じ計算方法では，12,000/(12,000＋8,000)≒60％となってしまいます．

つまり，**後ろ向き研究ではリスクを計算することはできない**のです．では，なんの意味もない調査になるのか，というとそうではありません．後ろ向き研究では，リスクではなく，リスク比と似た概念の**オッズ比**を求めることができます．

Point

- 前向き研究では，リスク，リスク比などを求めることができる
- 後ろ向き研究では，リスク，リスク比などは求められない

⑪ 後ろ向き研究における統計：オッズ，オッズ比

後ろ向き研究（症例対照研究）におけるオッズ比とは，**疾患群の曝露オッズと非疾患群の曝露オッズを比であらわしたものです．オッズは，「ある事象が起こる確率と起こらない確率の比」**のことを指します．

> **著者注** あるいは形式的な曝露群における疾患オッズと形式的な非曝露群における疾患オッズの比でもあらわすことは可能です．計算した結果は同じ値になります．

1) 後ろ向き研究におけるオッズの計算

言葉だけだとわかりにくいので，具体的にオッズやオッズ比はどのようにして算出するのかみてみましょう．まず四分表を用意します．

		疾患	
		あり	なし
曝露	あり	N1	N3
	なし	N2	N4

著者注 この表をみてもう一度理解してほしいのは，後ろ向き研究なので，N1と
N2には関連があり，N3とN4にも関連はありますが，N1とN3には関連
はなく，N2とN4にも関連がないことです．

すなわち，**疾患群における曝露オッズ**は

「曝露が**ある**確率」÷「曝露が**ない**確率」＝
$(N1/(N1 + N2)) ÷ N2/(N1 + N2) = N1/N2$

であらわされます．同様に，非疾患群における曝露オッズは

「曝露が**ある**確率」÷「曝露が**ない**確率」＝
$(N3/(N3 + N4)) ÷ N4/(N3 + N4) = N3/N4$

であらわされます．

ここまで読んでいただければもうわかりますね．

オッズ比＝疾患群における曝露オッズ/非疾患群の曝露
オッズ
$= (N1/N2)/(N3/N4)$
$= N1 \cdot N4/N2 \cdot N3$

として，あらわすことができるのです．疾患を肺がん，曝露を喫煙として，この式の意味を日本語で書いてみると

オッズ比＝
　（肺がんで喫煙者の数）×（非肺がんで非喫煙者の数）÷
　（肺がんで非喫煙者の数）×（非肺がんで喫煙者）

とあらわすことができ，これはいかにも1を超えそうな数字ですね．前述したように

肺がんの人：
　喫煙者：6,000人，非喫煙者：14,000人
肺がんではない人：
　喫煙者：8,000人，非喫煙者：32,000人

でしたから，

オッズ比＝6,000 × 32,000/8,000 × 14,000
　　　　≒1.71

とオッズ比を計算することができます．
　また，ここで**形式的な**曝露群における疾患オッズと**形式的な**非曝露群における疾患オッズの比でもあらわしてみましょう．

著者注 ここで「形式的な」という言葉を使いましたが，それは後向き研究では曝露群における疾患オッズというものが計算上求めることはできるが，意味のある数字にならない，ためです．ですから，ここではあくまでも「形式的に」算出した数字同士を比較している，ということになります．

$$曝露群における疾患オッズ　＝N1/N3$$
$$非曝露群における疾患オッズ＝N2/N4$$
$$オッズ比＝(N1/N3)/(N2/N4)$$
$$＝N1・N4/N2・N3$$

全く同じ値になることが確認できますね．

2) リスク比とオッズ比の関係

さて，ではここで，リスク比とオッズ比の関係をみてみようと思います．それぞれの計算式は以下の通りです．

		疾患	
		あり	なし
曝露	あり	N1	N3
	なし	N2	N4

$$リスク比＝(N1/(N1＋N3))/(N2/(N2＋N4))$$
$$オッズ比＝N1・N4/N2・N3$$

ここで，リスク比に着目してみてください．仮に，**発症することが稀な疾患を対象**として大規模な前向き研究ができたとしましょう．N1とN2は，N3とN4に対して，非常に小さな値となりますね．つまり，以下のように考えることができます．

リスク（N1/（N1＋N3））≒N1/N3

リスク（N2/（N2＋N4））≒N2/N4

これをあらためて計算してみると，

リスク比＝（N1/（N1＋N3））/（N2/（N2＋N4））

≒（N1/N3）/（N2/N4）

＝N1・N4/N2・N3

となり，**なんとこれはオッズ比と同じ値になるのです！**

　つまり，稀な疾患を対象とするときには，お金をかけて，大規模な前向き研究をしなくとも，後ろ向き研究（症例対照研究）を用いてオッズ比を求めることができれば，近似的にリスク比を求めることができるのです．

　これが，稀な疾患に対して後ろ向き研究（症例対照研究）が有効な理由の1つになります．

 Point

- 後ろ向き研究では，オッズ，オッズ比を求めることができる
- 稀な疾患を対象とすれば，リスク比とオッズ比は同じ値になる

例　題　108回午前第32問（看護師国家試験）

疫学的因果関係があると判断できるのはどれか．

❶ 要因と疾病の関係が生物学的研究で得られた事実と
異なる

❷ 特定の要因と疾病の関係に特異的な関連が存在する

❸ 要因と疾病の関係でオッズ比が1である

❹ 要因と疾病の関係が散発的である

正答：❷

解説 ❶と❹が間違いなのは明らかです．❸のオッズ比ですが，後ろ向き研究におけるオッズと
オッズの比でしたね．オッズ比1ということは関連性が全くないということです．❷は特異
的な関連があるのであれば因果関係があるといってよいでしょう．

例　題　113F84（医師国家試験，一部改変）

19世紀のロンドンで，激しい下痢を伴う，後にコレラと判明
する疾患が大流行した．疫学者の John Snow は水道水との関
連を疑い，詳しい調査を行った．調査の結果の概要を以下に
示す．なお，A，Bは異なる水系をもつ供給元である．

供給元A：人口150,000人，死亡数810人

供給元B：人口24,000人，死亡数18人

この疾患の死亡に関するAのBに対するリスク比を計算せよ．

正答：7.2

解説 リスク比＝（810/150,000）/（18/24,000）です．後は計算すれば求められますね．

⑫ 似た概念である尤度比

さて，尤度比というものも国家試験ではよく問われます．

尤度比＝感度/(1－特異度)

であらわされるのですが，これは一体どのような意味になるのでしょうか．また四分表をみてみましょう．

		疾患	
		あり	なし
検査	陽性	N1	N3
	陰性	N2	N4

尤度比＝感度/(1－特異度)
$$= (N1/(N1＋N2))/(1－N4/(N3＋N4))$$
$$= (N1/(N1＋N2))/(N3/(N3＋N4))$$

つまり，尤度比は「疾患がある人で検査が陽性となる確率（**真陽性**)」と「疾患がない人で検査が陽性となる確率（**偽陽性**」の「比」を表したもの，ということです．言い換えれば「疾患がある人の方が，疾患がない人に比べて，どれだけ検査が陽性に出やすいか」というものをあらわした検査そのものについての指標（比）というわけです．また，これをさらに計算すると，以下の式が求められます．

尤度比＝感度/（1－特異度）

$$= (N1/(N1＋N2))/(N3/(N3＋N4))$$

$$= (N1/N3)÷((N1＋N2)/(N3＋N4))$$

さて，この尤度比，どのように使えるのでしょうか．

ここで，突然ですが前項で学んだ「オッズ」を活用してみましょう．検査前オッズと検査後オッズについて考えてみます．それぞれの言葉の定義は

検査前オッズ（検査前疾患オッズ）：

検査前の，疾患がある確率÷疾患がない確率

⇒すなわち，検査前確率÷（1－検査前確率）

検査後オッズ（検査後疾患オッズ）：

検査が陽性であった場合の，疾患がある確率÷疾患がない確率

⇒すなわち，検査後確率÷（1－検査後確率）

と定義されています．数値化すれば，

検査前オッズ＝(N1＋N2)/(N1＋N2＋N3＋N4)÷

$$(1-(N1＋N2)/(N1＋N2＋N3＋N4))$$

$$= (N1＋N2)/(N1＋N2＋N3＋N4)÷$$

$$(N3＋N4)/(N1＋N2＋N3＋N4)$$

$$\mathbf{= (N1＋N2)/(N3＋N4)}$$

$$\textbf{検査後オッズ} = N1/(N1+N3) \div (1 - N1/(N1+N3))$$
$$= N1/(N1+N3) \div N3/(N1+N3)$$
$$= \textbf{N1/N3}$$

となりますが，これは**尤度比の式**の要素とそっくり同じです！つまり，

尤度比＝検査後オッズ÷検査前オッズ

であることがわかります！ということは，

検査後オッズ＝検査前オッズ×尤度比

であらわすことができるのです．

　計算の問題は，言葉の意味を理解していて，四分表が書ければ必ず解けるようにできています．頑張って覚えましょう．

⑬ 尤度比の使い方

　ところで，尤度比というのは何が便利なのでしょうか．尤度比は，これから臨床に進む予定の先生方こそ知っておくべき概念です．その理由を説明します．

　この章で，10,000人の高校生と10,000人の高齢者を対象として検査後確率を求めましたね．その際四分表を用いて求め

ましたが忙しい臨床の合間に四分表なんぞを書いている暇は
ないと思います．そこで用いるべきなのが尤度比です．

　重要なのは以下の2点です．

　①検査後オッズ＝検査前オッズ×尤度比
　②検査前確率が10％程度までであれば検査前確率≒検査
　　前オッズ

　著者注 検査前確率10％は検査前オッズ11.1％なので，誤差範囲内でしょう．検査
　　前確率30％だと検査前オッズ42.9％なので，無視できない誤差といえます．

　さてそれでは，感度95％，特異度90％という検査の尤度
比を求めてみましょう．

　尤度比＝感度/（1−特異度）
　　　　＝0.95/（1−0.9）＝9.5

ですから，検査前確率≒検査前オッズとして，

高校生　検査後オッズ＝1％×9.5≒0.1
高齢者　検査後オッズ＝10％×9.5≒1

とわかり，オッズの定義から

高校生　疾患がある確率：疾患がない確率＝1：10
高齢者　疾患がある確率：疾患がない確率＝1：1

高校生　検査後確率≒9％

高齢者　検査後確率≒50％

と算出できます.

　つまり, 検査の尤度比さえ知っておけば, かなり大雑把に検査後確率を算出することができるのです（とはいえ, 丁寧に計算しても, 高校生8.76％, 高齢者51.35％ですから, ほぼ誤差範囲内といえるでしょう）.

Point

- 尤度比とは検査そのものを評価した指標である
- 検査前オッズと検査の尤度比がわかれば検査後オッズと検査後確率がわかる

例　題　112B17（医師国家試験）

感度80％, 特異度60％の検査の陽性尤度比はどれか.

- **ⓐ** 0.3
- **ⓓ** 2.0
- **ⓑ** 0.5
- **ⓔ** 4.8
- **ⓒ** 1.3

正答：**ⓓ**

解説

尤度比＝感度/（1－特異度）でしたね. 数値を入れて考えると「尤度比＝0.8/（1－0.6）＝2」となります.

| 例 題 | 102F9（医師国家試験）一部改変 |

ある疾患の検査前確率が20％であり，その後の検査結果の尤
度比が4の時，検査後確率はいくつか．

正答：50％

| 解説 |

「検査後オッズ＝検査前オッズ×尤度比」を覚えていれば解けます．

検査前オッズ＝20％／（1－20％）
＝20％／80％＝0.25
検査後オッズ＝0.25×4＝1

となり，検査後の陽性：検査後の陰性＝1：1なので検査後確率＝50％となりますね．

検査前オッズや検査後オッズは昔小学生のころにやった「比の値」のようなものだと考えましょう．例えば，検査前確率が20％なのであれば，検査前オッズは

20：80⇒0.25

と求められるし，検査前確率が40％なら

40：60⇒0.6666…

と求めることができます．

同様に，検査前オッズが1ならば，検査前の疾患あり：疾患なしの比は

1：1⇒検査前確率50％

検査前オッズが3ならば

3：1⇒検査前確率は75％

検査前オッズが0.25ならば

0.25：1＝1：4⇒検査前確率は20％

とすぐに求めることができます．

⑭ その他の重要となる統計用語：率と割合

　　最初のうちはわかりにくい概念ですが，**率**は「一定期間に
おける変化」に着目しているのに対して，**割合**は「全体に対
して占める大きさ」をあらわす概念です．

　　例えば，死亡率という概念がありますが，これは1年間に，

どれだけの方が亡くなったか，という変化をみています．人口1万人の町で1年間に10人の方が亡くなった場合，死亡率は1（人口1,000人につき）となります（死亡率0.1％と表記することはあまりありません）．

また，割合の概念としては，例えば男性の割合といった場合，集団全体のなかで男性が占める大きさのことを指します．男性が4,000人，女性が6,000人の集団において，男性が占める割合としたら，40％です．

ただし，例外があります．有病率については「率」ではなく「割合」の概念をもったものです（私はいつも頭のなかで有病率のことは有病割合とよんでいました）．人口1万人の町で，2月1日に調査したところ，100人の人がインフルエンザにかかっていたとしたら，インフルエンザの有病率は1％であるといえます．

これは言葉の定義なので，しっかりと覚えてしまいましょう．

例　題　113F7（医師国家試験）

ある一時点での割合を示す指標はどれか．

ⓐ 死亡率　　ⓓ 有病率

ⓑ 出生率　　ⓔ 罹患率

ⓒ 致命率

正答：ⓓ

解説 有病率だけは「率」ではなく「割合」をあらわすものでしたね．

文献

1）「Minds 診療ガイドライン作成の手引き 2007」（Minds 診療ガイドライン選定部会／監，福井次矢，他／編），医学書院，2007

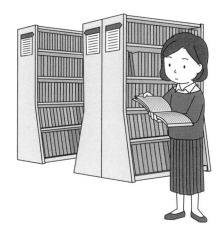

おわりに

　最後まで読んでいただきありがとうございました．本書は公衆衛生のエッセンス，特に重要性やおもしろさの上清み部分だけを抽出した本になるように執筆しました．

　どのような学問，趣味もそうですが，本来は学びはじめが一番楽しいはずなのです．本書で公衆衛生のおもしろさを肌で感じてもらえれば，私の意図は達成できたことになります．筆者として，これほど嬉しいことはありません．

　さて本書は公衆衛生全体についての書籍になっていますが，私自身は，公衆衛生のなかでも産業医学の分野が専門です．そこで少しだけ産業医学の話をさせてください．

　産業医学の分野のおもしろさの醍醐味というのは，なんといっても「日本の経済活動に直接携わっている」感じや「世界とつながっている」感じです．病院では得難い「会社を治療する経験」を，産業医学の分野に携わっていると得ることができます．会社を治療する分野が集団として機能すると，結果として日本全体の経済活動が治療されていくことになり，日本の国際的なプレゼンスが高まると信じて日々仕事をしています．私は人が行う経済活動や経営に関する分野に興味があるので，この産業医学はたいへんおもしろい分野であると思っていますし，自分にとてもあった仕事だと考えています．

　そして，産業医学を専門とするようになって，学ぶことも臨床の先生方とは大分異なってくるようになりました．『ハリソン内科学』も仕事をするうえで知識として当然に重要ですが，それ以上に，法律の知

識，過去の裁判の記録（判例），基本的な経済学，経営学，組織論，心理学，世界経済，世界情勢などの知識が重要になってきます．

　産業医学の現場というのは，多くの場合，職場に1人しかいない専門家になるわけですから，どの階層の人ともある程度話ができなくてはいけません．ですから，経営層の方々と話すときは経営の知識，人事労務の方々と話すときは組織の知識，病気で困っている方と話すときは医学の知識，新卒採用の方と話すときは就職活動の知識，などなど必要な知識には枚挙に暇がありません．ときには弁護士や社労士の先生方とお話をすることもありますが，そのときには法律の知識が重要になってきます．勉強することが多くてたいへんそうと思うかもしれませんが，それは臨床に行っても同じですから，何を学びたいか，何をしたいか，で進路を選ぶとよいのではないかと思います．

　会社のなかで経営者から新卒の新人まで幅広く話をする機会がある職業というのは私の知る限りほとんどないですし，この仕事は医師や看護師・保健師という資格をもっていないとできない仕事です．興味がある人は，近くの産業医学の先生に直接話しを聞きに行くとよいでしょう．きっといろいろと教えてくださるはずです．

　そしてこれは私の想像ですが，公衆衛生のなかでも他分野，例えばWHOに勤めたいと思っている方はきっと「世界を治したい」と思っているのだと思いますし，保健所に勤めたいと思っている方は「地域の健康を増進したい」と思っているのだと思います．それぞれとても素晴らしい仕事だと思います．

加えて，新型コロナウイルス感染症の話でも少し述べましたが，それぞれの分野は独立して存在している学問領域では決してありません．世界は国と，国は地域と，地域は人とつながっているように，公衆衛生の分野も，例えば母子保健と産業保健だってつながっていますし，各分野は（今はまだみえないかもしれませんが）しっかりとつながっています．もちろん公衆衛生と臨床医学の分野もつながっています．すべてのことを「将来自分には関係ない」と思わず「いつか役に立つだろう」と考え勉強するとよいでしょう．

　ぜひ，公衆衛生を学ぶことで，どのようにして日本の健康は守られているのかを学んでください．

　最後にくり返しになりますが，本書は初学者向けに重要な部分だけを抽出した本です．そこで，この本に自分なりの注釈やメモをたくさん書いてください．そうすることによって，自分に最もあった自分の教科書ができるはずです．

　そうしたうえで，改めて教科書や成書にあたってみてください．はじめて読んだときとは違う景色がそこにはあるはずです．

　そして，これは私の持論ですが，教科書は初学者向きではありません．この本を，教科書を使って自分で学びはじめるための「フック」にしてもらえれば幸いです．

　本書作成にあたって，羊土社の久本容子様，吉田雅博様には全体の編集・校正などのすべてにおいて，鳥山拓朗様には読者の皆様が読みやすくなるような紙面デザインの作成において，たいへんお世話にな

　忙しい人のための公衆衛生

りました. ヨギトモコ様には文章が記憶として残りやすくなるような挿絵を描いていただきました. tobufune の小口翔平様, 三沢稜様には思わず手にとってみたくなるような素敵な装幀デザインをしていただきました. 三報社印刷様には印刷を含めて原稿を本の形にしていただきました. この場を借りて, 深く感謝申し上げます.

また, 本書を最後まで執筆できたのはひとえに妻の舞紀の支え, そしてアドバイスがあってのものでした. 私の心が折れそうになったときに精神的に支えてくれたのは娘のさくらでした. 妹の紗瑛は私が大変なときにいつもそっと支えてくれました. そして私を含めた家族のことをいつもワン以外何も言わずに支えてくれたのは, ミルクとモモです. この場を借りて, 心からの感謝を申し上げます.

何よりここまで書き上げることができたのは, これまでご指導してくださった多くの先生方のおかげです. 心より感謝申し上げます.

そして, 本書は皆様が手にとってくださった瞬間に完成します. 本書を完成させてくださる皆様に心より感謝申し上げます.

2021 年 2 月

平井康仁

索引
INDEX

数字・欧文

和文

あ

か

忙しい人のための公衆衛生

プロフィール

平井康仁 （ひらい やすひと）
平井康仁産業医事務所　代表

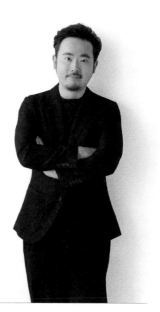

2009年，筑波大学医学専門学群医学類卒業．2011年，千葉労災病院にて初期研修修了．2011年，産業医学を研究するため筑波大学大学院入学．2015年，同大学院修了しPhD取得．主な研究テーマは職域における復職支援，教職員の勤務時間と精神的健康，健康生成など．これまでに東京都知事部局健康管理医・産業医，筑波大学医学医療系助教，非常勤講師等を経て，2018年に現職に至る．現在，「日本産業衛生学会」関東地方会代議員，「体力・栄養・免疫学会」編集委員などを担当．
日本医師会認定産業医／労働衛生コンサルタント（保健衛生）／社会医学系専門医・指導医

mail：hirai.kansou@gmail.com（本書へのご感想・ご意見など，遠慮なくご連絡ください）
Twitter：平井康仁@産業医事務所（@5lcvqHv5pEZEE3f）
note：Hirai @職場のお医者さん（@5lcvqhv5pezee3f）

忙しい人のための公衆衛生
「なぜ？」から学ぶ保健・福祉・健康・感染対策

2021年4月5日　第1刷発行

著　者　　平井康仁

発行人　　一戸裕子

発行所　　株式会社　羊　土　社
　　　　　〒101-0052
　　　　　東京都千代田区神田小川町2-5-1
　　　　　TEL　　03（5282）1211
　　　　　FAX　　03（5282）1212
　　　　　E-mail　eigyo@yodosha.co.jp
　　　　　URL　　www.yodosha.co.jp/

装　幀　　小口翔平＋三沢　稜（tobufune）

印刷所　　三報社印刷株式会社

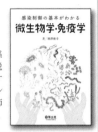
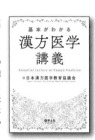
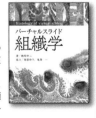
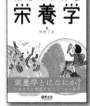

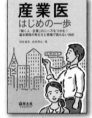
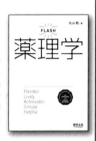
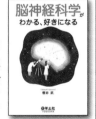
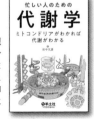